高职护理“三教”改革的理论与实践

GAOZHI HULI
SANJIAO GAIGE
DE LILUN YU SHIJIAN

胡爱招　著

ZHEJIANG UNIVERSITY PRESS
浙江大学出版社
·杭州·

图书在版编目（CIP）数据

高职护理“三教”改革的理论与实践 / 胡爱招著
. -- 杭州 : 浙江大学出版社, 2023.9
ISBN 978-7-308-24186-1

Ⅰ. ①高… Ⅱ. ①胡… Ⅲ. ①护理学－教学研究－高等职业教育 Ⅳ. ①R47

中国国家版本馆CIP数据核字(2023)第170102号

高职护理“三教”改革的理论与实践

胡爱招 著

责任编辑 秦 瑕
责任校对 王元新
封面设计 林智广告
出版发行 浙江大学出版社
（杭州市天目山路148号 邮政编码 310007）
（网址：http：//www.zjupress.com）
排 版 杭州林智广告有限公司
印 刷 浙江新华数码印务有限公司
开 本 710mm×1000mm 1/16
印 张 11.75
字 数 186千
版 印 次 2023年9月第1版 2023年9月第1次印刷
书 号 ISBN 978-7-308-24186-1
定 价 50.00元

前 言

2001年5月，我从金华市中心医院调动到浙江省金华卫生学校（现金华职业技术学院医学院）成为一名护理专业老师。从教20余年，我有些思考，有些实践，有些研究，此次借教育部立项课题“新时代职业院校养老育幼专业领域团队教师教育教学改革创新与实践”（项目编号：ZH2021070301）和浙江省教育科学规划重大课题“中高职一体化课程改革”（项目编号：2022VPZGZ017）研究之际出版本书。本书围绕高职护理专业的“三教”改革，基于我的个人成长路径和教学研究实践，从个人成长、教学改革、高职护理院校职业能力测评等方面展开阐述，以期和高职护理教育同仁共勉。

目　录

个人成长篇

教学改革篇

高职护理院校职业能力测评篇

个人成长 篇

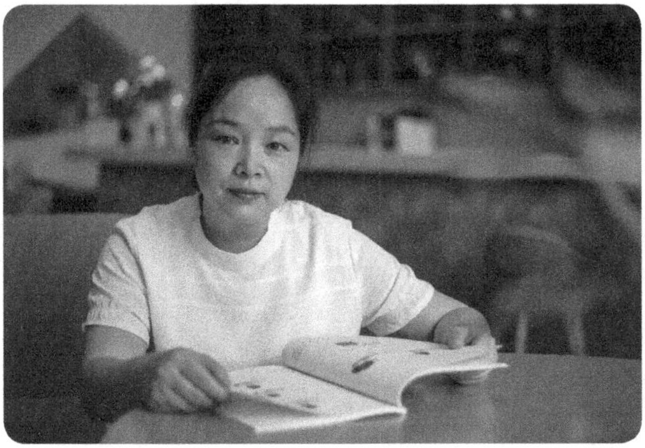

从临床护士到国家教学名师的成长之路

前几天早上，我在小区打八段锦。原来在教务处教材科工作的周老师对我说："胡老师，我昨天才知道你就是'小爱'老师，以前在教材科的时候就知道医学院有个胡爱招老师，做课程编教材都很厉害，拿了很多国家级荣誉。我们一起打八段锦也快一年了，在我眼中你就是一个小巧的江南女人，文静话不多，根本看不出是一个国家名师。"我笑着说："我就是一普通教师，所有的荣誉都是对我的支持和鼓励。其实我内心很惶恐，怕自己做得不够好，怕自己徒有虚名。"

回想从农村出来，从一名初中专毕业生，到医院临床护士，到学校护理教师，我一直踏踏实实做事、勤勤恳恳做人。其间也有被质疑、批评和讽刺，但我得到的更多是鼓励、肯定和赞扬。在成长的路上有大师引领、领导关心、同事认同，以及家人的支持和爱护，让我的人生变得更加精彩。

一、跳出农门

1983年,13岁的我考入汤溪中学。当时汤溪中学是金华县（现属金华市）重点初中，一届就招2个班，是汤溪区各村小学的尖子生才能上的初中。我们村当年考上汤溪中学的只有3个女生，为此我一直沾沾自喜，感觉自己挺聪明的，因为小学阶段我根本没有特别努力学习，而我的成绩一直遥遥领先。当时，父亲在汤溪税务所工作，单位就在学校正对面，距离大约50米，在家就能听到学校的铃声。相比那些从家里带霉干菜吃一周的住校同学，因为父亲的关系，我的条件算优越了。父亲隔壁住了一女同事，是金华城里人，当时她妹妹和我同龄，皮肤白净，五官漂亮，睫毛弯弯，声音甜美，普通话标准，她也在汤溪中学就读，和我同班。我是农村女孩，每天要割猪草、下田畈干活，营养不良而头发枯黄稀疏，不会讲普通话（小学里老师都是讲方言的）而不敢主动和人沟通。我们两人住在一起，每天一起上学、放学，也总是被别人拿来比较，这让我刚刚冒头的自信马上被压制了。

初中第一个学期结束，她成绩班里第二名，我第二十名，这种差距让我抬不起头来。为此我曾哭过一场，并下定决心要努力读书，不能让父亲丢脸。第二个学期我的成绩进步很快，虽然不能说名列前茅，但至少已经进入第一梯队。记得有一次，我和同学自修课逃学，在操场闲逛被班主任看见了。班主任狠狠地批评了其他同学却没有批评我，因为不久之前的考试我得了满分。少年的我精力充沛，除了学习，我最喜欢的是爬树。乡下学校的体育设施也就一个自然的操场和几个高低杠。操场四周高高低低的那些树就成了我的最爱。我可以手脚并用地爬树，也可以仅用两只手交叉着向上攀爬。曾有老师看到我爬树说，这小姑娘是属猴的吧。

初中三年弹指一挥，很快就到了中考。现在回想起来，当时我既没有兴奋也没有焦虑。等到成绩公布后，我的分数不错，上了中专线和重点高中线。当时家里姐妹 5 个，还没有人跳出农门，对父母亲而言，能跳出农门就意味着吃上了“公家饭”，这是头等大事！不用考虑就给我选择了初中专。我的数学老师得知这个情况，马上到我家做我父母的工作。他说让我读初中专太可惜了，说我是一个能上清华北大的苗子。如果家里经济有困难，他可以资助我，也可以认我做干女儿，以后我的学费全部由他来负责。母亲没读过书，但她明事理。她觉得老师能做到这一步说明她的女儿的确优秀。但父亲没同意，他的观点是女孩子到了高中成绩很可能会下滑。万一花了钱，我没考上大学怎么办？至少现在我能上初中专，马上能把农村户口转为城市户口。年少的我无法对自己的未来负责，就这样我选择了浙江省金华卫生学校（以下简称金华卫校）护理专业，跳出了农门。

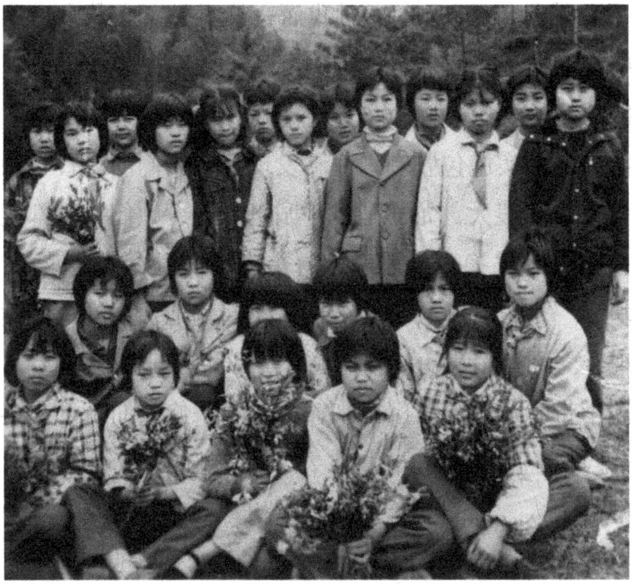

初中春游（前排左 2 是作者本人）

二、卫校求学

1986 年 9 月，父亲陪着我搭乘一辆运水泥的大货车到金华卫校报到。对着通知书上的地址，一路问一路走，到了才发现自己是金华卫校金华市中心医院护士班，就是现在的“订单班”。我们从入校开始就在中心医院学习，医院由专人管理，有班主任、体育老师和英语老师，除了一些专业基础课由卫校的老师承接外，专业课都是医院的医生护士上的。在教学中如果临床上有典型案例，老师就会带我们到科室床边展开教学，是真正的院校融通、工学结合。

当年我们班共有 30 名学生，其中有 4 名是永康拖拉机厂的委培生。她们长得都很漂亮，名字中都有一个英（瑛）。她们穿着时尚的衣服，烫着卷卷的头发，还涂着口红，是我心目中的时髦女郎。有一次她们聊天，我刚好路过，听她们说后街有一家卖羊毛衫的店在打折，只要 25 元就可以买一件羊毛衫，她们约好下课后去买。当时我受到了很大的打击，因为那时父亲给我一个学期的零花钱是10元，25元对我而言绝对是天文数字。这种经济上的差距让我有些自卑，认真读书是我唯一能肯定自己的地方。

那时国家每月给初中专生26.5元生活补贴，远远超过一个农村家庭的月收入。一开始，医院实施包餐制，并不发现金，我们的一日三餐由医院统一安排。后来大家意见很大，尤其是一些城里姑娘，她们每顿都吃得很少。后来，医院就把这笔补贴换成饭票发给每个人。那时食堂蔬菜2～5分一碗，大排一角一块，一个月下来会有些结余。我们就把余下的饭票卖给医院的单身职工换成现金。终于，我的口袋里也有了一些零钱。

一天，同学带我从医院后门出来，穿过半条悠长曲折的小巷，来到四眼井12号——金华卫生学校的大门口。大门一侧有一家小店，开店的是学校一位解剖老师的爱人，圆圆的脸蛋很有福相。在那里，我花2角钱买了一块沙琪玛，当我大快朵颐时，我以为我吃到了世上最美味的食物，那种脆感，那种香甜根本无法用语言形容。我被小小的沙琪玛深深吸引了，我会在短短的课间休息时间，以百米冲刺的速度跑到四眼井12号，买上一块沙琪玛，慢慢地品尝。这让我一整天都感到幸福。

后来，我工作了，口袋里的零花钱越来越多，吃到的零食也越来越多。我和很多人一样喜新厌旧，不知什么时候沙琪玛开始慢慢淡出我的视觉。现在超市的各种品种口味的沙琪玛，我都没有购买的欲望。但我肯定能想起1986年四眼井12号的沙琪玛，那种曾经让我幸福满足的味道。

第一个学期结束，因为成绩优秀，医院给了我50元奖学金。天哪！这对我来说简直是巨款啊。于是我第一次买了香蕉，第一次吃了人民广场的冷饮，第一次用自己的钱给父母买了礼物。

在求学期间，我曾经因为在教室门口打羽毛球把护理部主任的爱人、医院的放射科主任打成眼底出血。那个时候我害怕极了，怕他们让我赔医药费，怕医院要处分我。幸运的是，他们俩没有责怪我还怕我有压力反而不断安慰我。就这样，我完成了3年中专护理的学习，毕业后我留在医院当了一名护士。

三、医院工作

1989 年 7 月，19 岁的我中专毕业，留在了医院工作。我工作的第一个科室是脑外科，这是一个随着社会经济发展、颅脑损伤病人不断增加而新设立的科室。科室危重病人多，气管切开病人多，昏迷病人多，护理工作量很大。这对刚参加工作的我而言是好事。第一个月我们不能单独上班，有一名老护士带着我，教给我很多课堂里学不到的知识。那时的我精力充沛、求知欲旺盛，每天下班后也不回寝室，而是在科室跟着不同的老师学习。一个月后我们开始单独顶班了。白天还好，因为有很多人在一起，碰到不能解决的问题可以请教、求助。但夜班就不一样了，只有一个护士和一个医生，医生是可以睡觉的，后半夜整个病区就护士一个人，我感觉责任很重。

到现在我还记得第一天上后夜班的情景。交接班结束后，我先完成了一些常规护理工作，再根据病人病情轻重进行病房巡视和病情观察评估。我轻轻地走到每一张病床前，只有听到病人规律的呼吸声，我的心里才会安稳。其中有一个病人半夜醒来发现我静静地站在他的床边，被吓了一跳，他骂我“神经病”，当时我脸都红了。就这样，我在病房里度过了第一个后夜班。随着临床经验不断增加，我知道了哪些病人需要密切观察病情，哪些病人可以尽量不打扰其休息。

在脑外科我第一次碰到了死亡病例。那是一个 18 岁的男孩，颅内肿瘤使颅内压增高，脑疝导致心搏呼吸骤停。我们抢救了一个多小时，可惜无力回天。当医生宣布病人死亡的时候，我抑制不住地流泪了，我哭着和病人家属一起完成尸体护理。那时的我哭的是生命的脆弱、医学的无力。就这样在脑外科我经历了很多护士生涯中的第一次，我也在这些第一次、第二次、第三次中不断成长。

在脑外科工作一年半后，进行科室轮换，我轮到了妇产科。这是一个只有女性的科室，医生、护士、助产士都是女的，病人也都是女的。从脑外科到妇产科，对我而言工作变得轻松了。那时的我年纪小，手脚勤快、干活利索，很快就成为大家口中的“小爱”护士。那年我破天荒地成为科室的先进工作者。正是有了这个荣誉，在工作的第三年我有了一个到浙江医科大学继续学习深造的机会，但需要通过成人高考。

后来，我以浙江省第三名的成绩顺利到浙江医科大学护理系学习。工作后再学习有很多优势。在课程学习时，我会结合临床实际，学习目标更明确，思路更清晰。学习的 3 年时间，寒暑假我都回医院上班，哪个科室忙我就到哪个科室。理论和实践相结合，对我综合职业能力的提升帮助很大。在这期间，我还努力学习英语，通过了大学英语四级考试。

1995 年从浙江医科大学毕业后，我回到医院。当时，医院刚刚组建了重症监护病房（ICU）。这是一个全新的科室，集中了医院最危重的病人、最先进的仪器和最优秀的医护人员。重症监护病房的病人要么病得太重很难开口讲话，要么意识全无。病房内配备各种大小仪器和设备维持生命。我们工作的一部分内容是保证这些仪器设备正常运行，另一部分就是满足病人的基本需求，防止各种并发症的出现。比如我们给病人 2 小时翻身一次，同时进行皮肤的清洁和按摩，以防止压疮的出现；我们定时对病人进行被动运动以免肌肉萎缩、关节僵硬、血栓形成；我们要维持病人的营养摄入和排泄。在重症监护病房，护理人员要有一双敏锐的眼睛，要能及时发现病人的病情变化，能从心电图的波形变化中发现异常，能从实验室数据中发现异常，能从病人的口唇颜色和肢端的温湿度发现异常。

在 ICU 我学习了呼吸机的使用。呼吸机使用的难点在于如何为身体提供足够的氧气但又不伤及病人肺部。这既是科学，又是艺术，必须清楚肺部的状态，同时怜惜它的脆弱。呼吸机尽管能够维持病人的生命，但在使用过程中会出现各种各样的并发症，如肺泡破裂、细菌入侵、肌肉萎缩等，而这些都和护理工作紧密相关。我是最早被医院送去学习呼吸机的护士。那时呼吸机的工作模式、各种参数的调节对大部分护士而言就像天书一样。我在临床工作中善于观察和总结，很快就成为这方面的“能手”。每年我都会给医院的新进医生护士讲课，这让我很有成就感。

后来因为工作需要，我又轮转了手术室、感染科和急诊科，对我影响最大的是急诊科。

手术室是医院最安静的地方，每天我们穿梭在一次性物品间、无菌物品间、手术间，为每一台手术准备手术物品，从高科技的大型设备到各种器械到纱布纱垫、丝线缝针，都要面面俱到，思虑周全。

手术病人进入手术室，都会产生紧张、焦虑和恐惧心理。他们的亲人被隔离在厚重的大门外。面对着完全陌生的环境和医护人员，病人不能自己掌控命运，脆弱得像新生儿。我们要充分理解病人的心情，用温暖的问候、耐心的解释和娴熟的操作，让病人逐渐放松下来。尤其是小朋友，我们对他们比对待自己的孩子更细心，更有耐心。一个个温暖的怀抱，一个个绞尽脑汁想出来的哄娃绝招，让小朋友不再恐惧，对手术室这个陌生的环境有亲切感。麻醉之后的手术配合最能体现手术室护士的专业素质，每一次快速准确的传递来自器械护士对手术步骤的密切关注，来自对每一位主刀医生习惯和流程的总结记忆。在手术过程中我经历过被主刀医生毫不留情训斥；经历过递错器械被那位从国外回来的专家随手扔掉；经历过因为找不到半根缝针而让大家在引流瓶、垃圾桶中一丝不苟地寻找；经历过断肢再植时连续 14 小时的疲惫不堪。但更多时候，我碰到的是手术团队之间的互相体谅、互相帮助。医生会笑着告诉我不用慌张，不用害怕，器械递错了换一换就好了，针穿不过去他们等一等就行了。手术结束后大家一起坐在休息室吃误餐的时候是最轻松愉悦的。

作为手术室护士，我们不仅要面对繁重的择期手术，还要应对许多难以预料的急诊手术。因此，当时年轻且无牵无挂的我就将家安在了科室，下班后就在科室休息睡觉，不管是深夜还是凌晨，只要有急诊就义无反顾地迅速投入“战斗”。在手术室工作的那两年是我工资卡上数字快速增长的两年，因为我根本没时间出去花钱。

传染病房一般设置在医院的某个角落，病区内严格划分了清洁区、污染区和半污染区，并有醒目隔离标志。每间病室只能收治同一病种的传染病人。我在传染病房工作期间，科室内 90% 的病人是乙肝病人。“乙肝—肝硬化—肝癌”这是一条疾病发展路线图。当时很多病人都是因肝硬化、腹水入院的。医院一般禁止探视传染病人，家属也不太愿意来。进入病区进行护理操作及生活护理须做好个人防护，包括戴帽子、口罩、手套、换鞋、穿隔离衣，未脱隔离衣者不得进入半污染区（办公室）和清洁区（医护人员的休息区等）。所以上班期间穿好隔离衣，除了完成治疗护理工作，我会待在病房里和病人沟通交流。这对病人而言很重要，因为他们觉得自己被遗弃了、觉得自己会拖累家人。那两年，我目睹了各种人情冷暖。我们在病房里抢救过用脸盆接血的肝硬化上消化道大出血病人，抢救过因肝性脑病出现幻觉四处逃窜的病人。在那两年里，我被病人们认可、被同事们肯定，到现在我还记得护士长对我的评价“有一颗善良的心，有一个聪明的头脑，还有一双勤快的手”。

急诊室是一个“战场”，不知道病人什么时候会来，不知道来的是什么病人。在这里，有平时文质彬彬酗酒后要强吻护士的人，有情感纠纷，有群体食物中毒的刑事案件，有将人切成两段的安全事故，也有假装疼痛难忍喊着要打止痛针的吸毒患者。每一个病人来到急诊室都觉得自己病最重，需要马上治疗，因此一个排序问题就经常会闹出各种事端。这时候分诊护士的专业性就显得尤为重要。

急诊护士要眼观六方、耳听八方，专业技能娴熟，心理素质良好，在抢救病人时心稳、手稳。记得我第一次给病人气管插管时，病人家属围了一圈，所有眼睛都盯着我，我心理压力很大，结果我插管没成竟把病人的门牙敲断了。好在护士长在边上马上接手，插管成功。经过此事，我在实训室勤加练习，熟能生巧，在之后的急诊生涯中，我在气管插管上似乎就没有失败过。

在医院工作12年，我曾陪伴病人经历生命中最黯淡的时光，曾倾听重症患者离世前最后的呼吸，也曾双手捧起新生命最华丽的初啼，所有这一切对我后来的教学都有很深的影响。

2001年由于各种原因，我调入金华职业技术学院医学院护理专业成为一名老师。

四、教师入门

来到新的单位，一切要从头开始。怎么备课，怎么上课，怎么写板书，怎么和同学们建立良好的师生关系，我都很陌生。我喜欢这种挑战，喜欢学生们求知的目光和青春的活力。当我第一次站上讲台时，我更多地感到兴奋和激动，而不是紧张。

从医院调入学校试讲的时候，我上课的内容是重症监护治疗病房（ICU）的发展历史。当时坐在下面听课打分的是金华卫校的几名退休老教师，其中有姜寿葆老师。正式调入学校后，领导安排姜老师做我的指导老师，这真是上天对我的厚爱。

姜寿葆老师在全国中职护理界很有名。有几次出去开会，有人问我是哪个单位的，我说是金华卫生学校，稍微上点年纪的老师经常会问“是姜寿葆老师的金华卫校吗”。但很遗憾，我没听过姜老师的课。所以当我得知姜老师是我的指导老师后非常激动。

姜老师说我是他的关门弟子，他将自己的知识倾囊相授，从授课计划的制订，教案的设计、上课时间的分配掌控，课堂气氛的调节，事无巨细，都认认真真地教我。姜老师的文字功底非常好，他的教案文字简洁、重点突出，加上形象的图画，让学生很容易理解并记忆。

为了让我尽快掌握上课的基本原理和技巧，每一次课我写好教案交给他后，他都仔细阅读，精心指导，并让我在他面前试讲一遍，对我的语言进行指导。只有试讲通过后，我才会给学生上课。因为有姜老师的指导，我的课很受学生欢迎，这给了我莫大的鼓励和信心。

有一次，学校组织老师旅游，我才真正见识到姜老师的多才多艺。在旅途中看到美景，我们只会发出感叹，或者用照相机拍一张照片。但姜老师随手几笔就能让风景跃然纸上。

后来听其他老师说，姜老师不仅书法了得、文笔优美、在画画上有一定造诣，还精通好几样乐器的演奏，他在专业上更是做得风生水起，是外科护理学的一块“牌子”。其实像姜老师这样多才多艺的老师才是我们学习的榜样，才是我们心中的偶像。

到学校以后，对我影响较大的还有陆月林老师。我在医院的时候就知道陆月林老师。那时，她在医院护理部指导骨干护士做科研、写论文。我到学校后，发现退休后的陆老师还在学校工作，并且当护理自费班的班主任。每天早上她第一个到学校，叫学生起床后就和学生一起锻炼、早自修、吃早饭，晚上等她的学生都上床熄灯后她才离开学校。所以学生们都亲切地叫她“护士奶奶”。

校园里的她永远精神抖擞、脚步轻盈、脸上挂着慈祥的笑容。她用她的爱心、耐心、细心培养了一届又一届学生。那时，我还只能用目光追随着她美丽的身影。

真正和陆老师成为朋友是我被调到仿真医院之后。又是一个新的工作岗位，因为不熟悉流程，我每天早早地上班，先做一些准备工作。陆老师每天上班也很早，经常会碰到。她是第一个肯定、表扬我的老师。她很认真地告诉我，她看到了我的努力，也看到了我的工作成绩。这无形中给了我鼓励和鞭策，后来陆老师经常到我们办公室交流，肯定并指导我们的工作。我们也跟着陆老师学习中医理疗知识和技能；跟着她到养老院包饺子、做健康宣教。跟着她我们逐步成熟，人生观和价值观逐步改变；跟着她我们也开始变得脚步轻盈，精神抖擞。她，一个95岁的老人都还在做的事，比她小50岁的我们为什么不能？

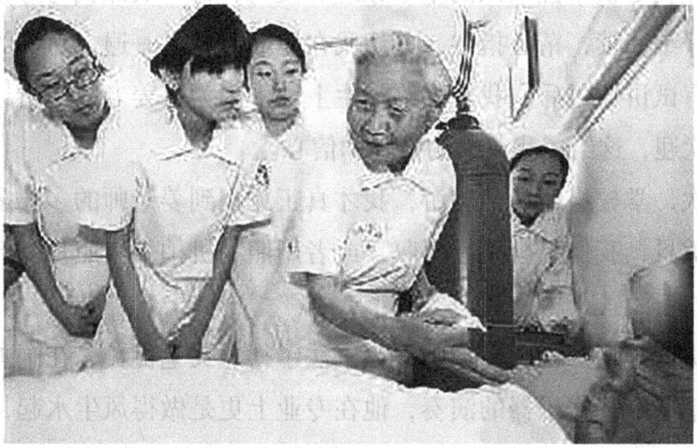

陆月林老师教学生插胃管

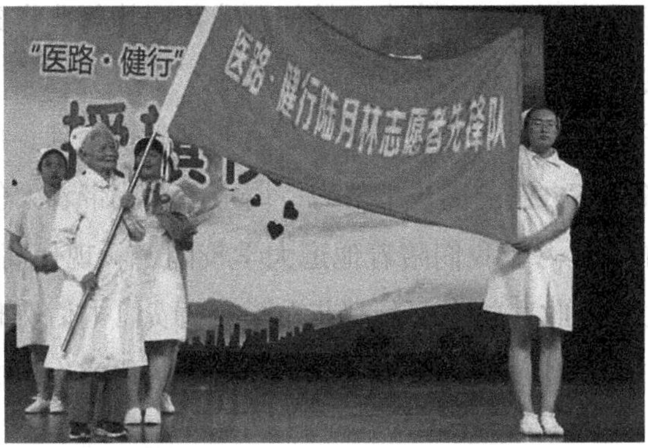

陆月林老师授旗给学生志愿者

在这些老教师的指导和感染下，我认真备好每一次课，慢慢地，我的课深受学生欢迎，学生们开始亲切地叫我“小爱”老师。我享受课堂带给我的成就感，这种成就感激励着我去做更多的探索、研究和改革。目前我已经在教师岗位上工作了20余年，可这种感觉还是一如既往，用句很时髦的话形容就是“初心不改”。

给我提供进步机会的另一位老师是学校领导——胡野校长。他个小但能力强，眼光独到超前，对学校专业发展有系统性设计和规划。2003年，他通过第二军医大学开办了中英文护理班，培养高层次护理教师。通过协商，第二军医大学给我校一个教师名额，如果通过全国研究生考试还可以到二军大读研。唯一的要求是要有大学英语四级证书，而我恰恰是那个唯一通过大学英语四级考试的护理老师，就这样，我又有了学习深造的机会。

在第二军医大学研究生课程班的学习的时光，留在我记忆中的有上课、在图书馆看书、打电话给家人和最后那张以优秀居多的成绩单。那一年我通过了大学英语六级的考试，并且以全国笔试第二的成绩进入第二军医大学护理研究生的面试环节。面试那天，我看着前面5位穿着军装的面试官，心情激动不能自已。当时第一个问题是全英文的，大意是问我作为一名已经工作多年、有家庭、有孩子的妈妈是怎么平衡各种关系的。我当时用英文流畅地表达了自己的观点，说努力学习的我是孩子的榜样，一种言传身教。我还告诉面试官我已经和儿子约好，我们之间有一个比赛，比的就是考试成绩。面试官听了都频频点头，后面两个专业性问题我都回答得非常到位，所以最后我是以第一名的成绩进入二军大护理系学习的。

2004 年 9 月 1 日，爱人和儿子陪着我一起到学校报到。接下来的两年时间，平时我们各自在自己的岗位上努力，周末要么我带着大包小包回家，要么爱人带着孩子到上海，我们陪着他逛大学校园、看现代高楼、看科技馆、游动物园。当时家庭收入的大部分都花在了交通费、电话费和住宿费上，但我们乐在其中。2006 年我研究生顺利毕业，当年的研究生论文被评为上海市优秀硕士论文。

五、课程建设

2007 年，护理专业对接临床新知识、新技术，增设了一门课程叫“急危重症护理”，我有急诊科和 ICU 病房的工作经历，便承接了这门课程的教学任务。当我拿到教材后，发现这是一门为对接临床急诊和重症监护岗位而开设的课程，以病种为基础，以发病机制、诊断标准和治疗方案为逻辑主线。大量复杂的病理生理机制和诊断标准让这门课变得非常枯燥，而在工作岗位上这些知识却不是护士的工作任务，课程存在学用分离、知行脱节的弊端，难以达成高技能人才培养的目标。当时的我初生牛犊不怕虎，凭借自己的行业阅历，紧扣工作过程，探索课程的学科体系与行动体系，建设了由院前急救、急诊科救护和 ICU 监护三个模块组成的结构化课程，提升了课程教学的针对性和实效性。2009 年，该课程入选国家精品课程。

第一次做课程就得到这么高的荣誉，这是对我莫大的鼓励。我觉得职业教育的课程其基本逻辑起点就应该是岗位工作任务调研和岗位工作能力分析。

这样的课程架构实施了 3 年。2012 年，我紧扣危重症护士临床岗位胜任力培养，启动新一轮“课改”。通过毕业生跟踪调研、行业专家访谈，我发现原来的课程构架对学生的培养不足。于是，在多轮调研和讨论基础上，我将“急危重症护理”重构为心搏呼吸骤停病人的急救和监护、窒息病人的急救和监护、严重创伤病人的急救和监护以及急性中毒病人的急救和监护 4 个教学模块。每个模块均创设院前急救、急诊科救护、ICU 监护等工作性学习任务，按照实践活动的需要组织理论知识和实践知识，促进学生综合职业能力的提升。该课程当年在国家精品资源共享课程立项，2016 年入选国家精品资源共享课。

随着信息化技术的发展和普及，我发现手机改变了学生课外学习的方式。我开始关注基于智慧教育时代的个性化学习、泛在学习和共享式学习。2014 年我开始试着录屏、拍微课。2015 年恰好人民卫生出版社有一个课程慕课的建设项目，我就申报了该项目并获得经费支持。接下来两年的寒暑假我都在写脚本和拍视频，用短视频的形式讲解知识点、演示技能点、开发颗粒化教学资源、在人卫慕课平台建设在线课程，推动“急危重症护理”实现从静态网络课程到互动在线课程的“变革”，实现信息技术与课程的深度融合与和谐共生，为线上线下混合式教学改革奠定了坚实的课程建设基础。2017 年，该在线课程入选国家精品在线课程。

在课程重构过程中我同步编写了教材，10 年间我主编教材 4 部，其中有教材入选“十三五”职业教育国家规划教材。

2020 年初，发生了新冠疫情，学校开展线上教学。我觉得这是进行专业认同和专业情怀教育的绝好时机，因此我紧扣“逆行天使”战“疫”主题，以危重症护理知识与技能习得为主线，将抗疫案例、社会热点融入专业教学内容，构建了“案例、问题、任务”的课程思政载体，确立“初心－使命－情怀”的课程思政靶点，在专业教学中以护理伦理“思辨课”、医患关系“现象课”、职业素养“浸润课”等多类型的课程思政“课中课”，落实“思想之旗、天使之美、文化之韵”的育人策略，培养学生的情感、情操和情怀。2021 年，课程入选国家级课程思政示范课程。

六、教学改革

刚接触教学时，姜老师就告诉我“教无定法，贵在择法”。我们的老师大部分采用以讲授为主的教学方法，我们也能听得津津有味。当我作为老师站在讲台上时，我们的学生已经发生了改变。20 世纪 90 年代，考入初中专的学生都是学霸，当初是先招中专后招高中！掐的是每一个初中的尖子生，学生们不仅学习态度端正、认真刻苦，而且擅长逻辑思维和抽象思维，老师们从来没觉得原来的教学方法有什么问题。但到了20世纪，随着经济发展，招生政策也发生了改变，初中毕业时是先招高中，后招初中专；高中毕业学生先挑普通大学，后挑职业院校。生源改变势必会带来教学方法的变革。在姜老师的指导下，我在教学期间认真备课，反复演练，并给自己做了心理建设。幸运的是，从第一堂课到目前为止，课堂带给我更多的是愉悦感和成就感。

最初，我的教学和其他老师不同的地方在于我有丰富的案例资源。12年的临床工作让我的脑海里有一个案例库，可根据教学需要随时调用，可以结合案例讲解原理机制。后来，我对案例教学进行了系统的研究和实践，针对不同课程性质和学情特点，总结了不同的案例教学法。

案例导入教学法主要应用于高中生源的专业基础课程，将课程知识点和技能点通过案例与工作岗位任务衔接。案例专题讲座式应用于"3+2"生源的基础课，将基础课程的知识点和技能点通过典型案例来整合串讲，实现综合性学习。在高中生源的专业课中，我使用基于案例问题引导的步步深入式教学法。通过案例展示，以问题引导的方式将课程的重难点知识串联起来，激发学生的自主思考和讨论，是基于案例的PBL教学。基于案例情景模拟层层进展式在"3+2"生源的专业课中创新使用。通过案例的变化发展，以小组情景模拟的方式将课程的知识技能和人文、职业素养等综合呈现，培养学生的综合职业能力，是基于案例的"模拟教学+小组教学+PBL教学"。基于案例的角色扮演探讨式则在护理人文课程中使用，通过角色扮演，让学生探讨分析学习案例中蕴藏的知识点和技能点。基于案例的反思纠错式也应用在"3+2"生源，以临床真实案例为基础，通过对案例的分析找出错误点，强化正确的知识点和技能点。基于典型案例的小组探究式在通识课程中推广使用，以社会上的一些典型案例为基础，融合专业及课程内容，通过小组的深入探讨分析，培养学生分析问题和解决问题的能力。

我采用的教学案例大部分来自临床，是别人的案例。后来我实施了学生操作案例教学法，在教学中进行小组训练。我会拍下其中一个小组的操作视频然在课堂上播放，让大家进行点评和分析，让学生看别人的操作反思自己的操作，这也是一种案例教学。从教学反馈来看，效果很好。

2007年我开始进行"急危重症护理"的教学。在完成课程内容重构后，我发现学生对院前急救相关教学内容都有了一定程度的感性认识，于是我就运用最早的翻转课堂，在教学中先呈现一个案例情景，让学生们以团队形式先试着分析问题，解决问题，再根据学生的表现进行有重点的讲解和演示，最后学生按照正确的流程进行训练和考核。在这基础上我提出了试一试、评一评、做一做、练一练和考一考的教学流程。2012 年，此翻转课堂教学被评为浙江省第一批翻转课堂优秀案例一等奖。

高中生源的学生对院内急诊救护和 ICU 监护项目很少有感性认识，我的教学流程就改为“我说我做—我说你做—你说你做”三个进阶的环节。

对有临床实习经历的中职学生，我还是开展翻转课堂，但我将原来的理论和实践教学整合为“理实一体”的教学，同时在学校仿真医院实训室创设临床情景，实现教学过程和工作过程的对接。该教学改革 2009 年获浙江省高校教学成果二等奖。

2020 年，新型冠状病毒感染改变了教学生态，没有教室没有实训设备，线上教学怎么实现“急危重症护理”这样“理实一体”的课程成为我思考的重点。课程团队经过多次“头脑风暴”，决定将“院前急救”这个项目设计为居家案例情景，让学生用家里可获取的资源实施教学。后两个项目根据疫情情况设为“线上理论 + 虚拟实训课堂”和线下模拟仿真实训。当时为了应对线上教学需求，我们设计并实施了“2 课型 3 融合 5 环节”的教学策略，在疫情防控期间开展直播教学，以问题为导向，通过直播平台、3D 动画等资源解析创伤原理和流程，运用虚拟仿真软件和云端跟练等方式开展居家情景单人救护技能教学。因为授课内容实用，有很多家长跟着上网课，这件事情还被新闻媒体报道。

直播教学以问题为导向，层层深入推进线上教学。课前基于案例进行线上导学，课中进行争议问题辨析激学、重点问题解析明学、解决问题考核验学，课后通过完成作业和社会服务的拓展问题应用强学。

现场教学以任务为驱动，环环相扣推进线下实训。课前情景设计任务预练；课中情景布置任务导练、情景再现任务演练、情景演变任务评练；课后通过操作实训和社会服务的情景演练。5 个环节层层递进，取得了很好的教学效果。后来我们就用这样的教学设计参加了教学能力比赛。

七、教学能力比赛

我第一次参加教学能力比赛是 2019 年，那时刚从信息化比赛改为教学能力比赛，参赛内容从 2 课时变成连续完整的 16 课时，其目的就是要推进项目化、模块化课程建设和教学改革。由于我的课程项目化建设比较成熟，基础较好，所以很顺利地从学校走到了省赛。比赛那天我们抽签抽到 1 号，团队 4 人也没有心理负担，表现得胸有成竹，说课、上课、现场答辩都非常顺利。也在那一天，我收到短信得知自己获评全国模范教师。那天晚上我和同伴们一边吃海鲜一边等比赛结果。后来被告知我们是专业课程二组的第一名，宁波卫生职业技术学院的基础护理课程是专业课程一组的第一名，两个作品都属于医药卫生大类，根据国赛规则，一个专业大类只能有一个队伍参赛，组委会正在紧张地讨论。最后我们组没能进入国赛。

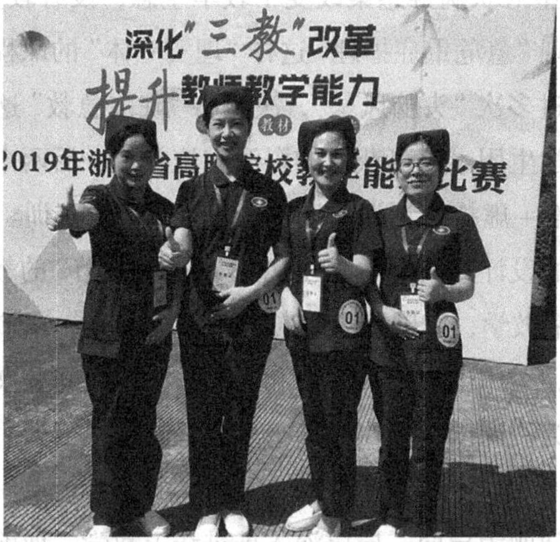

2019 年参加浙江省高职院校教师教学能力比赛

2020 年因为疫情，教学能力比赛强调教学应对，而我们课程组在前期做了很多创新实践，从校赛到省赛水到渠成。在省赛的决赛现场抽签抽到最后一个。从 2019 年的第一个到 2020 年的最后一个，结果却都一样，都是专业课程二组的第一名，这次我们如愿进入国赛。

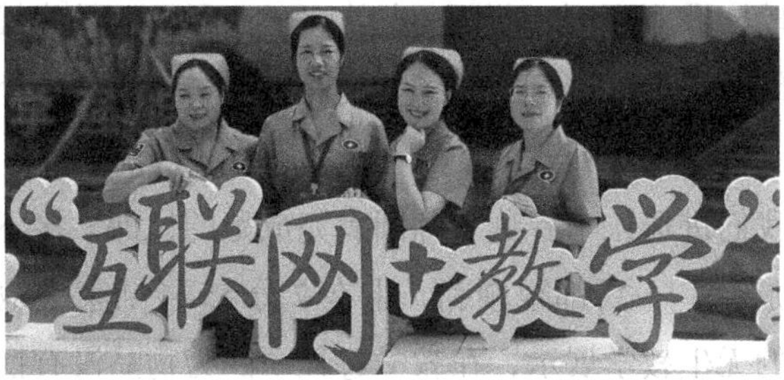

2020 年参加浙江省高职院校教师教学能力比赛

备赛过程中，我们 4 个人有过争论、有过冲突，但更多的是合作、支持和鼓励。等过了网评进入最后的决赛阶段，我的心理压力明显增加。"我们金华职业技术学院的做法是……"话一出口我就知道自己犯了大错，我泄露了单位信息，一切努力都白费了，不要说一等奖、二等奖，就连三等奖都没了。半夜两点我从噩梦中醒来，摸了摸额头的冷汗，拍着胸口不断安慰自己，只是一场梦而已。这样的梦随着国赛的临近，已经做了两次，这是我内心焦虑紧张的表现。

我们团队 4 人分工明确，李春燕老师作为主持者，精心准备好说课，她沉稳踏实，不骄不躁，有大师风范；潘超君老师形象佳声音甜，上课感染力强，是无生教学展示的最佳人选，她准备了 7 个上课内容；方露燕老师年轻、学习能力强、反应灵敏，她准备了 6 个无生教学展示；我作为课程主持者和浙江省教学名师，主要任务是现场答辩和 2 个无生教学展示。说课和教学展示大家都是预先做好课件，然后反复磨课，力求语句精练，每一个转折承接都自然流畅。唯独现场答辩不知道评委会问什么问题，完全取决于平时积累和临场发挥。我不是一个能说会道的人，更多时候我害怕发言，但团队既然做了这样的分工，我只能准备得更全面些，考虑得更周全些，语言表达得更准确些。

有几天凌晨两点，被噩梦惊醒的我就开始查看近几年国家发布的有关职业教育教学改革的相关文件，在充分领悟文件精神的基础上，融合我们的教学项目进行消化吸收。设想如果评委这样问，我应该怎样答，就这样自问自答直到天明。

比赛前一晚，我和平时一样，9点就睡了，醒来时是凌晨5点，我悄悄起床来到卫生间，开始回顾事先准备好的相关材料，将每一个问题的回答逻辑、要点和文字组织都复习了一遍。

终于轮到我们进场，李春燕老师圆满完成她的说课。接下来是方露燕老师的无生教学展示，一切都很顺利，卡在7分55秒结束了她的上课。然后是潘超君老师的无生教学展示，在教学过程中因为物品没有摆放到位浪费了一些时间，如果不能在规定时间内完成教学任务将被扣分。我的心跳开始加速、手心开始出汗。潘老师最后结束上课的时间刚好是8分钟。

我们4个人站在考场外的时候都有些情绪上的变化，平时的教学展示从来没有像今天这样紧张过。接下来的答辩环节一定要非常出彩才能让评委们留下深刻印象，给出高分，她们将目光投向了我。这种时候我的表现将直接影响团队的士气，我深吸了一口气告诉她们“不用慌，前面的环节我们都顺利完成了，没有出现大的纰漏，接下来的答辩环节我会尽自己最大的努力，相信我！”

我们4人重新进入考场时，屏幕上有3个问题。第一个是关于本教学项目教学策略的问题；第二个是关于抗疫精神全方位融入的体现问题；第三个是融合新技术的问题。看到题目后我马上做了分工，李春燕老师和潘超君老师准备第一个问题并且先回答，因为教学策略本就是教学实施中的重点；我和方露燕老师准备后面两个问题。这两个问题事先我们没有准备到，我需要一点时间梳理。

我们准备了一分半钟，李春燕老师先用两分钟回答了第一个问题。然后我开始回答第二个问题。我非常自信地回答：“首先我们认为抗疫精神是‘敬佑生命、救死扶伤、甘于奉献、大爱无疆’职业精神的具体体现。此次疫情是根植学生家国情怀、职业认同和职业精神的良好契机。我们结合本教学内容进行了全方位的融入，具体包括以下几个方面：①目标有心：在教学目标设置中，涵盖了职业素养、抗疫精神的相关内容，如救死扶伤的职业使命感；②内容有味：在教学内容设计上，将抗疫案例融合进具体的知识和技能，达到知识技能和情感的融合；③教学有法：通过案例导向教学法和情景任务驱动教学法，基于情感教学理论，让学生从外部情绪的变化到情感和情怀的形成；④融入有序：从课前、课中到课后精心设计，环环相扣，符合学生的学情特点和认知规律；⑤评价有据：尤其是本项目教学的增值性评价，将学生参与社区疫情防控、学校社区的急救知识技能普及和制作短视频、微课等都作为评价的内容和指标，紧密结合抗疫精神。最后，通过教学评价我们发现，将抗疫精神全方位融入教学过程能提升学生的职业认同感和自豪感。”

在回答的过程中，我发现评委们频频点头，我就知道我说到了点子上。随后，我又回答了有关新技术的融合问题，我先从职业教育是一种跨界的教育，其教学内容的选择要来自行业一线的内涵特征说起；再到护理教育的特殊性，不仅要融入新技术还要融入服务新理念、操作新规范；最后应用活页式教材、智能化考评系统等新型教学资源来保证教学内容的职业性和先进性。

当我们 4 人再次走出考场的时候，我们的情绪已经完全变了。只记得当时方露燕老师说：“胡老师，谢谢您！你把我们前面的缺憾都弥补了”；李春燕老师说“一等奖是肯定了”。那个时候我才完全放松下来。当时的想法是，可见梦和现实是反的，我没有泄露单位的信息，我终于做到了。

最后，我们毫无悬念地拿到了专业课程二组的第一名。

一切付出都会有回报！

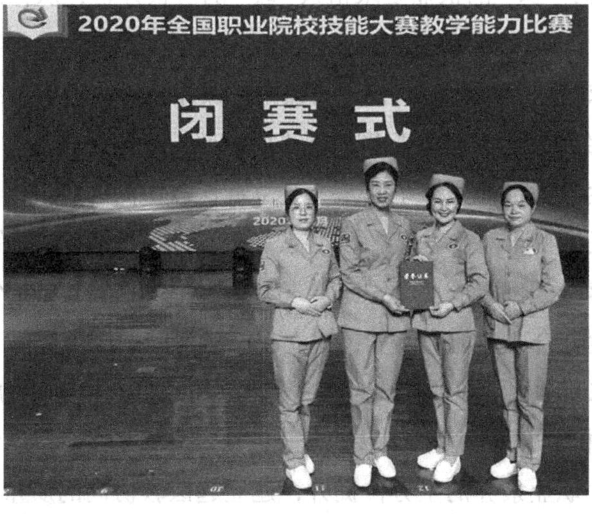

2020 年参加全国职业院校教师教学能力比赛

八、教学研究

指导我进行教学研究的是曾担任金职院党委副书记的胡野教授。他当时是全国卫生行业教学指导委员会核心成员，从那么多优秀的护理教师中，他选择了我，这是我的幸运。

他带着我参与全国卫生健康职业教育教学指导委员会的一些课题研究，从文献检索撰写综述到项目的系统性设计、研究路线设计再到具体的实施、汇报，逐步培养我的科研能力。2014年，他带着我承接了教育部“护理专业实际生产案例库”的建设项目，在这期间我对案例的基本要素、表现形式、教学化改造和案例的教学应用都进行了系统研究，为后面的案例教学奠定了良好的基础。后来，在案例库基础上，我们开发了系列“护理实习导学课程”，对护理临床实习的管理和教学进行改革研究。

随后，他又带着我完成了教育部督导局委托课题“高等职业教育专业评估——护理专业评估指标和方案”，对专业建设的评估有了系统性的学习和研究。

2018年，我们在前期的研究基础上对护理专业办学的普遍性问题进行了总结提炼，将“医”的要求融入“教”的标准，“医”的工作任务导入“教”的内容体系及过程，“医”的执业要求植入“教”的考核评价，从标准、过程到评价，形成“三个三”的高职护理专业质量提升路径建设方案。方案立足健康需求、岗位要求与培养标准的对接，构建岗位操作技能、临床思维能力和高尚职业精神“三维并重”的质量标准，促进医疗照护工作的诊断性、治疗性、人文性和情感性“四性”统一，在源头上建立起医教协同的质量标准“尺子”；立足临床工作任务和课程教学体系的对接，实施临床导学资源、临床案例课程、智慧实践教学“三环联动”的教学改革与建设，提高课程教学的情景化与实战性，促进学生综合职业能力培养，建立起医教协同的质量保障“链条”；立足护理执业要求和学生学业评价的对接，建立进阶式的知识、能力、素养“三阶过关”的考核机制，采取攻擂式、积分化的评价方式，激发学生学习兴趣，促进综合能力和职业素养的全方位提升，建立起医教协同的质量反馈“通道”。

我们以此为主要内容申报了国家教学成果奖，获得二等奖。

九、社会服务

最早和金华市红十字合作开展急救培训的是潘超君老师。那时她刚从金华市人民医院借调到我们医学院实训室，因为形象佳，表达强，很快就有了一定影响力。随着培训任务不断增加，需要更多的老师参与，我当时主讲“急危重症护理”，课程涵盖了急救培训相关内容，所以学校就让我加入培训师资队伍。当时金华市红十字会负责培训工作的处长见了我说过一句话——“不是什么人都可以去上课的，要选好的老师”。可见他对我是不放心的，因此刚开始几次培训上课，他都在后面全程听课。2010 年，我和学校的另一名老师有机会参加浙江省红十字会师资培训。当时是按照大市划分学习小组的，金华组有 7 名来自不同县市的老师，在学习过程中大家其乐融融。最后一天考核时除了理论测试和操作考核，要求每一个组选派一名代表进行上课。当时组里没人主动报名，我就说那就我去好了。我记得当我从讲台上下来的时候，下面有人在说这位学员比老师上得好多了。金华组组长是义乌市红十字会的专职工作人员，他对我说，你坐在下面听课时只觉得你平平淡淡、毫无出彩之处，但当你站在讲台上娓娓道来的时候，你全身是发光的，你能一下子引起我们的兴趣，激发我们去思考。后来回到单位，他几次邀请我到义乌进行急救培训。

真正让我在急救培训领域出名的是省里一级救护师资的考核。当时为了保证救护培训质量，对救护培训师资进行分级管理，省里设一级和二级救护师资，所有一级救护师资必须经过严格的理论、操作和上课考核。当时我抽到的上课内容是挤压综合征的现场急救，这是所有上课内容中最难的主题。我在思考后引入了当年汶川地震期间的一个案例，案例的主人公叫陈坚。当时他被预制板压在下面，被发现后他通过镜头表达了生的渴望、希望能看到自己孩子顺利出生。后来经过解放军连续十几个小时的努力，终于将他从预制板下解救出来。当他被抬上担架准备往直升机送时，他说了一句我的腰好痛啊，随后就在镜头前出现了心跳和呼吸的停止，让万千在电视机前的观众痛心！在案例后，我通过一个问题——“为什么被压在下面的时候他好好的，被救出后反而很快死了呢？”引人课程内容，从挤压综合征的概念、病理生理到现场的救治，在规定的15分钟讲完并进行了重点总结结束。当时从北京红会过来的几位专家听得津津有味，频频点头。就这样，我在急救培训方面有了一定的影响力。我作为省一级救护师资不仅要参与社会急救知识和技能的普及培训，还要培训二级师资。在完成专业教学的同时，我积极参与培训工作，并总结社会公众需要掌握的急救知识和急救技能，建设针对社会公众的急救普及课程“应急救护”。该课程目前在智慧职教MOOC学院开课，供全社会公民免费学习，2018年被评为浙江省精品在线开放课程。

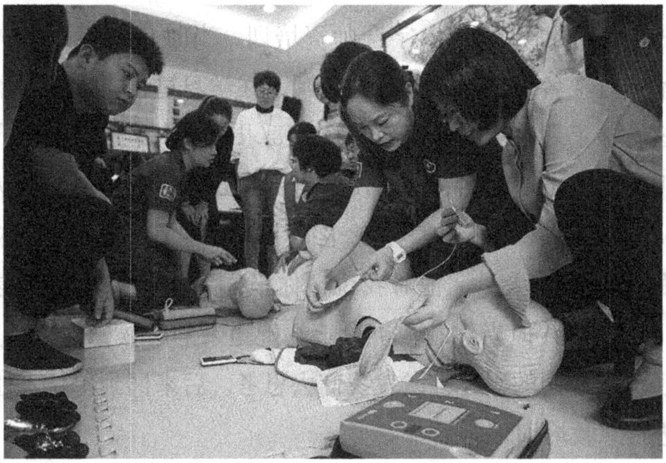

参加社会服务

期间，我们课程团队还拍摄了系列短视频在金华公交车上循环播放。组队参加金华市和浙江省的应急救护比赛，并获得省第二名的好成绩。我们发现社会服务和专业建设是相辅相成、互相支撑、互相促进的！

就这样，我先跳出农门成为一名普通的临床护士，到学校后坚持立德树人的初心，以上好每一堂课为目标，立足课程建设、教学改革和教学资源建设，取得了一些成绩。我会继续努力！

十、参加建党百年庆祝活动

作为一名教师代表，我有幸在中国共产党百年华诞之际，赴京参加庆祝活动。2021 年 6 月 28 日晚，我在国家体育场观看庆祝中国共产党成立 100 周年的文艺演出《伟大征程》。在经典红色文艺演出中回顾中国共产党成立 100 年来波澜壮阔的光辉历程，共同祝福伟大的党带领中国人迈向新征程、奋进新时代。7 月 1 日，我们在天安门广场参加庆祝中国共产党成立 100 周年大会，感受万众欢腾的场面，聆听习近平总书记重要讲话。我更加深切地感受到，我们伟大祖国从站起来到富起来再到强起来，已经充分证明了中国共产党为什么能，中国特色社会主义为什么好，也再次向世界昭示，在中国共产党的坚强领导下，我们一定能够实现中华民族伟大复兴的中国梦。同时，我也更加深切地意识到，身为一名共产党员，使命光荣、责任重大，必须在自己的本职岗位上更加努力地发挥先锋模范作用，为实现民族复兴多发一分光。

此次参加建党百年庆典活动的 61 位全国模范教师，其中 60% 是来自一线的普通教师。作为一名普通高等职业教育工作者，我并没有显赫的成绩，有的只是倾力培养国家有用人才的初心和“上好每一堂课”“教好每一个学生”的坚持。而党和国家却始终不忘人民教师的辛勤付出，在政治上给荣誉、在工作上给激励、在生活上给关怀，这让我充满感恩，更坚定了我跟党走、为党为国育才的信念。

青少年是祖国的未来、民族复兴的希望，教育就是要把他们培养成对党对国对人民充满深厚感情的栋梁之材。作为“灵魂工程师”，我们教师首先要清醒地认识为谁培养人才的问题，也就是要坚定不移跟党走，矢志不渝坚持党的教育方针，做好培根铸魂的工作。而这个根和魂就是“四个意识”和“四个自信”。

在天安门城楼下的庆祝大会现场，当我们和青少年方阵一起高唱“我们是共产主义接班人”的时候，当我们耳畔回响起“请党放心，强国有我”的铿锵有力祝词时，作为一名教育工作者，我万分激动、万分振奋。我们的教育不正是要做好这样的培根铸魂工作吗？我们要在日常的专业教学中融入思政，以自己的言传身教影响学生，让学生自觉把自己的青春奋斗融入党和人民的事业，为中华民族伟大复兴贡献力量。

我是一名从医院临床岗位走上医护职业教育岗位的老师，在庆祝建党百年的文艺演出中，当情景交响歌舞《人民至上》再现新冠疫情发生后那场举国动员、上下同心的全民“战役”，当武汉的春天如约而至，烂漫的樱花布满全景时，我忍不住热泪盈眶。我深深地认识到，在教学中我们不仅要教学生专业知识技能，更要让学生感受到祖国的强大、党的正确领导才是生命最有力的支撑和保障，同时也要培养学生在关键时刻要冲得上去、豁得出去的职业精神和勇于为人民生命健康无私奉献的家国情怀。

金华职业技术学院医学院有着一百多年医学教育办学历史，这种精神和情怀也是我们一直薪火相传的。在金华抗击非典和新冠疫情的战场上，在金华援鄂医疗队中，在受到表彰的抗疫先进个人中，有很多我们的校友，也不乏我们教出来的80后、90后医护人员。

在医学职业教育中，我们金华职业技术学院秉承陆月林老前辈无私奉献的精神，将校友们在抗击疫情一线忘我投入的先进事迹，作为职业理想教育的最好教材，融入日常的专业教学中，取得了良好的成效。我们“急危重症护理”教学团队今年获评国家级课程思政优秀团队，得到了国内同行的充分肯定。当然，这仅仅是我们立德树人的一点小成果，今后我们将继续把伟大的抗疫精神融入专业教学，为党和国家培养更多德才兼备的医护人才。

在参加庆祝建党百年活动观礼过程中，我有一个深刻的感受，一个人也好，一个群体也罢，只有将自己完全融入党和人民的伟大事业、时代的潮流之中，才能发挥作用。对于一名教育工作来说，就是要胸怀大局勇于创新，紧跟时代潮流，实现兴教强国的理想。

而今，我国的高等职业教育迎来发展的黄金时代，党和国家实施“健康中国”战略，金华市打造浙中西部医疗中心，需要更多高素质的医护人才。这些既给金华职业技术学院医养健康专业群的发展创造了千载难逢的机遇，更带来了前所未有的挑战。这需要我们不断创新教育教学方式和手段，不断提升人才培养质量。

金华职业技术学院是国内高职教育领域的“领头羊”，许多专业的教学科研水平走在国内同行前列，这是与我们的创新“基因”和鼓励创新的环境分不开的。就我所在的医学院而言，近年也做了很多创新性探索。比如，我们与市中心医院合作创办临床护理学院，形成了有效的医教协同护理人才培养模式。我担任班主任的一个班毕业生，这个班的 10 多人在市中心医院的录用考试中与国内知名本科医学院校毕业生同台竞争，成绩名列前茅。这充分说明我们的创新教学是对路的。今后，我们将在兴教强国之路上更加大胆创新探索，为本地医疗卫生事业发展贡献更大力量。

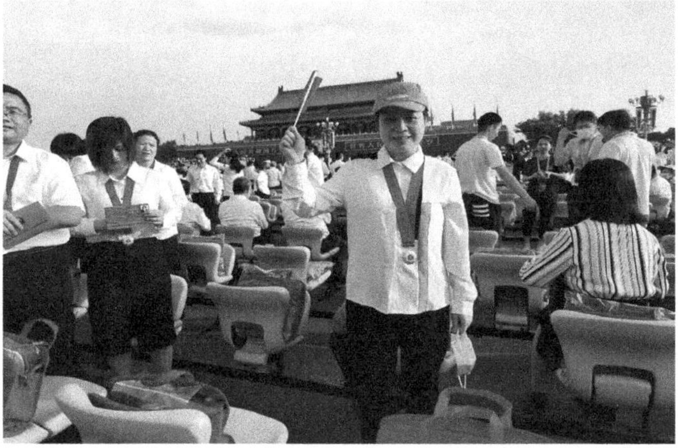

参加建党百年庆祝活动

教学改革 篇

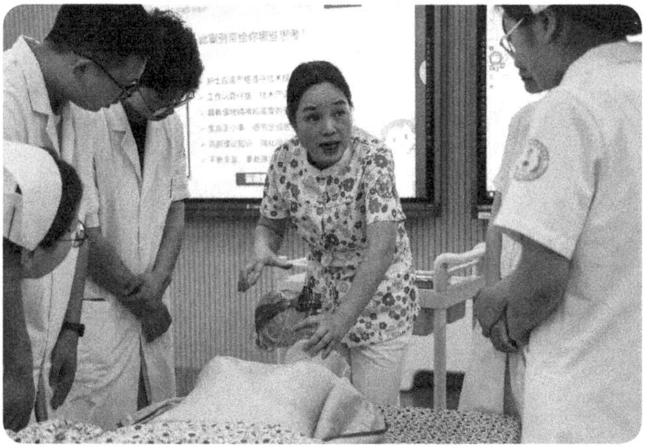

上善若水的护理专业文化内涵

百年护理，柔肩担道，大爱无疆，以救死扶伤为任，以悲天悯人为怀，扬水之上善，载水之厚德，此正乃护理人文精神之精髓也。

水之上善，一曰守拙。水往低处流，无往而不利；随风潜入夜，润物细无声。和光同尘，不事张扬；泽被万物，无欲无求。护理人员心怀苍生，情系病患，妙手除病痛，仁心慰疾苦。善莫大焉，而不自矜；厥功甚伟而不倨傲。甘于清贫，甘于寂寞，甘为人梯，甘当配角。此谦谦之风，如水之醇厚，山高水长。

水之上善，二曰齐心。万涓成水，汇流成河；奔腾万里，激浊扬清；川流不息，荡今涤古；长风破浪会有时，直挂云帆济沧海。护理人员孤军作战，游刃有余；团队作战，默契无间。面对大灾，万众一心；无影灯下，并肩克难。此凝聚之心，如水之威力，无坚不摧。

水之上善，三曰坚忍。柔而有骨，柔中带刚，关山层叠，百折不回，滴水石穿，浪击礁盘。水乃天下之至柔，然驰骋天下之至坚。护理人员柔情似水，刚毅如水。战争年代，驰骋疆场，救死扶伤；和平岁月，奔走病房，吃苦耐劳。此坚忍精神，如水之韧性，绵延不绝。

水之上善，四曰博大。海纳百川，不择细流；哺花花俏，育禾禾壮；渡帆樯舟楫，饲青鲥鲢鲤。护理人员任劳任怨，吃得苦辣，忍得寂寞，容得屈辱。此博大胸怀，如水之深邃，包容万物。

水之上善，五曰灵活。水无拘束，有时细腻，有时粗犷，有时婉约，有时豪放。因时而变，夜结露珠，晨飘雾霭，化而生气，凝而成冰。护理人员常临急难险重之境，屡遇突如其来之变，临机善断，随机应变，方能逢凶化吉，遇险呈祥。此灵活之变，如水之灵动，永葆生机。

水之上善，六曰透明。水无颜无色，晶莹剔透；水光明磊落，堂堂正正。唯其透明，才能以水为镜，照出善恶美丑。护理人员一举一动，人命关天，亦当坦坦荡荡，洁身自好，出淤泥而不染，濯清涟而不妖。此坦荡之风，如水之澄澈，沁人心脾。

水之上善，七曰公平。水平如砥，水清如镜，器歪水不歪，物斜水不斜。护理人员不汲汲于富贵，不戚戚于贫贱，对病人一视同仁，对工作一丝不苟。此良善之德，如水之平易，可亲可敬。

你看的是病还是人？

你看的是病还是人？这不是一个新鲜的话题。纵观医学和护理的发展，围绕这个命题的理论争辩从未间断，历久弥新，且临床上也常有直观的体现。有的人切切实实体验着痛苦，却不能被仪器和化验观测或检验到；有的人不曾有任何痛苦的体验，但确实被检查到了，如一些癌症的早期。因此，医院“看的是病还是人”值得探讨。在临床医学中，医生或医院凭观测和检测结果做诊断，而病人则根据个人感受来判断。两者在疾病叙述和解释上，从一开始就有分歧，更不用说背后还存在彼此的权力制衡关系。且在整个医疗过程中，前者较多地着眼于医疗技术的可行性和有效性，而后者在技术因素之外，还受制于现实条件，特别是经济实力。

世界的复杂之处就在于，生活中不只有一套标准是合理的，站在不同的立场上，或从不同角度看，两套甚至多套标准都是可以成立的。未来的职业人不但要站在职业的立场上，用不同的视角，理性看待和分析任何职业都必定存在技术主导和服务主导的矛盾，还要不带偏见地理解和尊重医者和患者之间的利益差异。如果今天等待接受服务的患者是自己挚爱的亲友，医者当如何决断？

提出“看的是病还是人”这一话题，不是为了挑战和质疑技术在医疗服务行业的话语权，而是为了解读医学的科学性和人文性、生命的伦理性和世俗性，以及疾病体验的经验性和约定性，引导学生叩问医护职业的重大问题，加深对“医学是什么”“护理是什么”等问题的认识。并让医学生举一反三，提前熟悉未来职业生涯中看似无用其实有大用的学识或见识，努力成为具有人文情怀的复合型技术人才。

一、救死扶伤：护理职业的技术保障

看病还是看人？首先当然是看病，一个病人与普通人的区别不就是多了一样病吗？

（一）“救死扶伤”是一门技术活

护理工作是医疗卫生事业的重要组成部分，在维护和促进人民群众的健康方面发挥着不可替代的作用。广大护士肩负着救治生命、减轻痛苦、增进健康的专业职责。这是社会给护理这个职业的定位和期望。

一个人选择一个职业并且干了一辈子，被人问起缘由，或许只是因为他人生中的一个瞬间。小时候，我有一个好朋友小梅，喜欢用气球爆裂后残留的胶皮制作小气球，称得上技艺高超。有一次，她像平时无数次成功的操作那样，把胶皮绷紧，贴在嘴唇上，用力吸气，想利用口腔内的“负压”，让胶皮形成空囊。不料用力过猛，将整块胶皮吸进了气管。只见小梅用手捂着脖子，说不出话来，很快脸色发紫，倒在地上，一动不动。事出意料之外，所有小朋友都吓呆了，等叫来大人把她送去医院，已经来不及了。这件事让我深受刺激，好长一段时间里，我总会问自己：如果我是医生，能把好朋友救下来吗？

初中毕业后，我考上了卫校，通过学习，了解到这是气道异物堵塞，窒息导致严重缺氧，1 分钟后病人意识丧失，昏迷，随后心脏停止跳动。如果马上采取海姆立克急救法，可能在几秒内救人一命。而这种急救技术需要操作者及时判断、准确定位和正确用力。

只要你在医院急诊室工作过，你就会深刻意识到技术很重要。技术熟练的医护人员通力合作，争分夺秒，与死神赛跑，挽救病人的生命，是急诊室的日常。时间长了，你也可以见证技术发展带来的生命红利。比如，以前百草枯中毒病人的死亡率高达 90% 以上，随着血液净化技术的逐渐发展，死亡率下降，目前抢救成功率已达到 70% 以上。

刚参加工作的年轻护士往往会经历让自己终生难忘的“第一次”。我在急诊室第一次做气管插管时，就因为方法不当，用力过大，开放气道的操作失败了，还造成病人牙齿掉落。幸亏护士长以精湛技术及时相助，才救回病人。这次“惨痛经历”让我从此记住“精湛的技术是救死扶伤的基石”这个朴素而又坚实的真理。

此后，我在实训室勤学苦练，注重每一个操作细节，不敢有任何松懈。有一天晚上，轮到我值班，一连来了 7 个危重症病人，都需要气管插管。因为有技术在手，我心中不慌，全都一次插管成功。在场的医生事后由衷地对我说：“你真了不起！”因为技术过硬而得到肯定，让我高兴了好多天，体会到作为一名医护人员的骄傲。

我从事护理工作多年，仍然对当年惊心动魄的一幕记忆犹新。急救车送来一位因大出血而休克的危急病人，需要马上输液输血。但因为其周围静脉萎陷，护士找不到静脉血管，无法开放输液通路，所有的抢救措施都无法施展，医生焦急万分，却无可奈何。我前所未有地感到了职业之重、生命之重。

如果同样的案例发生在今天，一旦开放静脉通路遇阻，就可以改变抢救策略，在 1 分钟内开放骨髓通路，开辟另一条生命通道。技术发展给生命带来了更多保障。医护人员必须坚持终身学习，掌握各种新知识新技术，这是救死扶伤神圣责任的基本要求。

凡在危重症抢救病房（ICU）工作过的护理人员，都会认同技术的重要性。ICU 是最近几十年逐渐发展起来的科室，在那里有医院最先进的仪器设备，给危重症病人提供复杂的技术支持。比如新冠疫情中挽救了许多重症病人的 ECMO，即可用于代替病人心脏和肺脏功能的机器，其原理和技术都十分新颖。正是这些独特的机器和相应的技术操作，让 ICU 的医护人员在抢救生命时有如神助，信心倍增。

人们谈到急救护理，眼前通常会出现这样的画面：病人突发心脏疾病，心电监护仪发出尖锐的报警声，一个装备齐全、操作娴熟的复苏小组迅速集结，营救有条不紊地展开，有人胸外按压、有人呼吸支持、有人开放用药通道使用药物、有人体外除颤、有人指挥协调，几分钟后病人心跳恢复，小组成员露出发自内心的灿烂笑容。医护人员高超的技术和完美的职业行为让抢救病人变得如同探囊取物，易如反掌。

其实，这样的情景更多见于影视作品或新闻报道中，表现的是某种“幸存者逻辑”。在现实生活中，实施胸外心脏按压过程中，病人发生肋骨骨折的概率非常高，心肺复苏的成功率大约只有15%。在与死神的赛跑中，人类远没有掌握绝对的胜算。再先进的机器，再高超的技能，都只是抢救成功的必要条件，远远够不上充分条件。

因此，在医学院校的课堂上，老师们对学生的要求近乎苛刻。学生在学习心肺复苏这项技术时，不仅有时间的要求，必须在10秒内准确判断并决定采取的措施，2分钟内完成150次有效的胸外按压和10次人工呼吸；胸外按压要根据病人的具体情况达到按压深度和按压频率的要求，学生们会在实训室的模型上进行上百上千次的练习。但实训室模型练习和在真正的病人身上操作相差甚远。模型是固定不变的，而临床上每一个病人都不同，体型不同、肌肉张力不同、身体素质不同，这就需要医护人员有敏感的感知能力，知道该采用什么样的力度去按压，这也是医院医生“越老越吃香”的道理，长时间实践才是能力提高的唯一途径。有的学生对这样的体力操作总是有抵触心理，他们只能坚持2分钟就没有体力了，找各种理由来逃避练习；有学生会说“老师，临床上有心肺复苏机，我们为什么还要学”。孩子们太年轻，不知道生命的无常，心肺复苏哪是医院才需要实施的急救技术啊，在日常生活工作中，心搏骤停这样的案例也时有发生。这时候如果连医护人员都不能承担起救死扶伤的重任，那我们该靠谁呢？

为了鼓励学生，老师们会特意提醒爱美的女孩子“这是练就小蛮腰的绝好运动”，因为按压过程中真正用力的点是在腰部，我们会用各种节拍的音乐配合练习。我希望的是我们都掌握了这样的救命技术，但在生活中却用不到它。

（二）技术是“护理”职业人的基本要求

护理作为一个职业，有其职业要求。从选择护理专业开始，就意味着学生要经过系统的课程学习和严格的技能训练，满足学分、实习等学历认定的要求后，再通过执业考试，成为一名护理职业人。正是相信护理人员高超的知识和技能水平，病人才敢将自己的性命相托、健康相交。在医护类专业的教学和实践过程中，首先必须培养学生“时间就是生命”的意识。因为在极端情况下，一分甚至一秒都足以决定病人的生死。娴熟的护理操作技能是对护士的基本要求，护生在校内要苦练各项操作技术，每项操作考核过关才可下临床实习。

人的生命只有一次，哪怕千分之一、万分之一的失误，对病人身上就是百分之百的影响。因此，护士必须掌握扎实的操作技术。

二、终极关怀：职业内涵呼唤人性温度

在当代护理教育、研究和医疗体制中，人文关怀是高频词。它常常成为热点，却无清晰的学术面目。关于“人文关怀”有个体思考、批评和倡导，却无概念、界限和理论系统，上课无理论支撑，研究无规定路径，临床无标准判定。在不少师生眼里，“人文关怀”是浩瀚星空中的一弯新月，虽然引人遐想，却远不如昏暗的路灯来得实用，更能解决问题。

但医护人员却始终相信，没有人文关怀，纵有技术的翅膀，也飞不高飞不远。在形而下的知识和技能教育之上，一定有形而上的人文教育，而且这种教育必须让学生看得见、摸得着。这样学生才能在逐渐感悟、不断反思的过程中，内生出足以支撑他们职业生涯的信念和情怀。人文素养不仅是等待拯救的病人需要的，更是拯救病人的医护人员需要的。每天行走在生死边界的护士，更需要精神的力量。

（一）安慰也有“疗效”

我刚到医院脑外科工作，就碰上因车祸导致颅脑外伤的病人。小伙子一直很烦躁，不配合治疗，血压升高、颅内压升高，而使用镇静剂会抑制呼

吸，护士只能想办法用其他替代方法让他安静下来，该用的方法都用了，还是解决不了，最后只好使用约束带。这时，一位老护士走过来，什么都没说，只是将病人抱进怀里，轻轻地拍着他的背，告诉他“我们都在”，病人很快就安静下来，随后血压、颅内压也下来了，后面的治疗有条不紊地展开了。

多年以后，我已经成长为金华职业技术学院护理专业的教授，在课堂上，我多次以这个案例为由头，组织学生展开讨论：病人为什么会就此安静下来？为什么老护士能想到，我们就没想到？一个人生病时最渴望得到什么？对于护理职业来说，在技术之外有没有其他重要因素？

同学们热烈发言，各抒己见，达成以下共识：只有充分评估了解病人的需求才能采取最有效的措施。要充分考虑病人的心理需求。要注意经验的积累和学习，要时时从人的整体出发考虑病人的需求，而不仅仅是提供技术层面的服务。

在护理的专业课程中，我们经常提及心理护理一词。这四个字对病人而言，包含着他的成长背景、社会支持系统、心理活动、渴求和期盼等多种因素。我听过一些护理老师的课，讲到心理护理时老师不知该如何描述，只用简单的一句话就涵盖了护理专业中最深奥、最敏感也最能触动病人心灵的知识。

（二）“病”和“人”：不同思维的起点

其实，无论在哪个科室，脑外科、妇产科、儿科、急诊室、手术室、ICU，还是感染科，医护人员都有无奈的时候，医疗技术手段有限，治疗结果可能不尽如人意。这时，无关技术的人文思考会油然而生。在许多人看来，人文思考是一个高深的哲学命题，涉及复杂的理论体系，但在一线护理人员看来，这更是发问和追思。

当下医护专业教育基本上持技术优先和注重学术的价值观念，以此作为评判标准。人文的知识与素养既无关治疗方法，决定不了病人预后走向，也不能扩充科学理论层面的知识架构、丰富操作层面的动作训练，只是一种辅助。

人文关怀真的是无用的学问吗？细细分析，却不是如此。通过这个案例，我们会发现，有时候“说不清道不明”的人文关怀能实实在在解决问题。这就引导我们去思考人的复杂性和技术的局限性，反思当代社会有些服务类专业过度追求技术，在面对“人”这一服务对象时难免忽视其精神层面的问题。

人文并不神秘。作为一种理念，它倡导对人的关怀，主张以人为中心的价值观。今天的医患矛盾和人文缺席表面上看是病人的主观体验叙述与医护人员的科学检测之间的分歧，而其本质是“病”与“人”的思维差异以及技术与人性的冲撞。如医护人员在评估病人病情、采集病史的过程中重视机器的检测与观察，忽视病人体验层面的叙说；医护人员对疾病的理解指向生物化、客观化，没有关注到症状背后丰富、立体的社会心理和文化内涵。这就是关注“病”与关注“人”在视角上的差异。

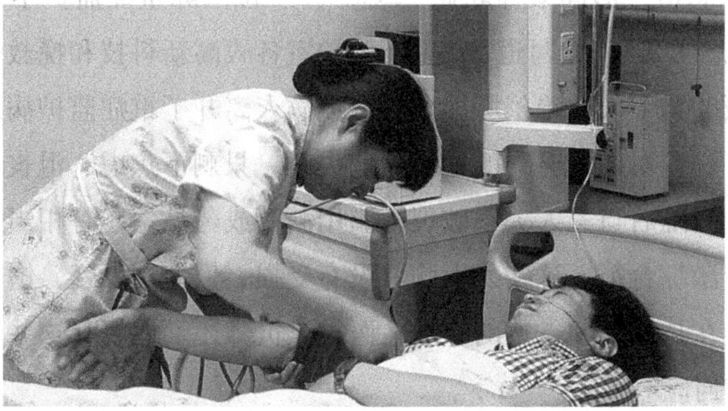

服务病人

（三）实践与反思：培养人文情愫的主要路径

护理服务的对象是人，是生命。因此，客观性、严谨性、科学性是至高的职业原则，没有价值倾向的、冷冰冰的机器提供的证据高度符合这些职业原则。有时候医护人员会更相信机器报告，而不是病人的倾诉。对病人而言，最迫切的是倾诉主观体验，期望获取帮助、关怀，常常表现为极度个性化的心理活动。其中，最常见的是私人的痛苦与体验所致的恐惧与无助，这需要护理人员仔细梳理，抽丝剥茧，才能揣测出病人的真实意图。这是一个吃力不讨好的过程，其结果也不一定很好。从这样的角度分析，似乎相信机器的报告，从“病”的角度去思考和操作更轻松、有更高的实用价值。

病人首先是人，这是基本前提。人是一切社会关系的总和，其背后的所有社会关系、经济基础、性格习惯都同与“病”的表现有着紧密联系。护理人员要实现技术处置与人文关怀的同频共振，那就需要在知识储备、生命价值、反身自省方面多下功夫。这种蜕变很难从目前的人才培养模式的改革和课程教学内容的重构得到实现，更需要在实践中通过护士的体验、感悟和积累来完成。每一位职业人都可以通过职业实践中的观察、体验和反思来培养职业的人文情愫。

在护理专业的学习和临床实践阶段，如何评估并处理病人常见的心理和精神问题，比如孤独、绝望、痛苦等的教学安排和内容，以及如何应对病患带来的死亡恐惧，形同某种职业“禁忌”。一位国际重症监护学专家写过一本书《生死思考》，其中写道：在重症监护室各式高新科技和挽救生命的行为背后，隐藏的是个人的绝望深渊。大多数病人离开了重症监护病房后就再也没能康复。病人对那段时光的记忆扭曲失真，只剩下焦虑、沮丧、妄想和噩梦。许多人出院后与家人关系破裂，滥用酒精或药品，还有相当数量的人患上创伤后应激综合征。这些人大脑并没有受损，但性情大变，饱受噩梦和癔症的折磨。在技术如此发达的今天，医护人员却还不能解释这些变化从何而起，又该如何应对解决。

护理的首要目的是挽救生命，但那些使经历过死亡威胁的康复者不断出现的精神心理问题有时却是生命不能承受之重。护理学和医学一样，不仅有技术目标，还有关于疾病、痛苦、残障、健康的心理护理。

这种基于临床实践基础上的感悟和反思，有时会让护理人员很痛苦。因为，在整个医护系统里面，个人只是渺小的一分子，无力改变这一切。在当今学校的专业课上，老师也没有办法让花季少男少女们去沉思、体会生命背后的沉重和无奈。就让时间给他们答案，老师只是引渡人。

(四)己所不欲，勿施于人：普适立场对护理的启示

因为，生老病死是大众体验，是人生日常，每个人都有发言权。每个人都可经历过这样的场景，生病了，感觉各种难受。那么，你当时最渴望的是什么?

不出意外，大家会比较一致地给出这样的答案：希望那个最懂自己的人守候、陪护在身边。

为什么?懂自己者，知自己所需；懂自己者，投自己所好。一切幸福在于“心有灵犀”的默契。一切美好在于别人给的正是自己想要的契合。

我曾经因为口腔疾病做了一个小手术，先生请了假在家陪我。口腔手术虽然不大，但术后疼痛肿胀，只能接受流质饮食。先生不是学医的，朴素地认为，手术后需要大补。于是买了虾，煮了排骨，殷勤地端到我面前。这却让我瞬间情绪失控，直接回了娘家，留下一头雾水的丈夫消化吸收自己精心准备的饭菜。

回到娘家后，妈妈一看我脸肿的，马上就给炖肉糜稀饭了。那一刻才是女儿作为病人最觉幸福的时刻，什么都不用说，但妈妈自然知道我最想要什么。这就是需求被满足的幸福感。

病人的心理特别敏感脆弱。只要想一想自己生病时的感受和体验，用同样的心情去思考，就知道作为一名护士应该怎么做。

己所不欲，勿施于人，是最普适的伦理观。从同为病人的体验开始自我追问什么是康复、治愈，什么是同情、悲悯，什么是关怀、扶助，什么是人道主义，自然不会觉得空洞无物。医护人员不仅要追问生命的意义、躯体疾病的意义，也要对普适性的职业价值和意义进行拷问。

史铁生曾对康复做了这样的描述：让不能行动的人可以重新行动，使不能工作的人重新能够工作，为丧失谋生能力的提供生存保障，这无疑是非常重要的，但是，若仅此而已，只能算作修理和饲养，不能算作康复。康复的意思是指：使那些不幸残疾了的人失而复得做人的全部权利、价值、意义和欢乐，不单是他们能够生存能够生产。在这个世界上只有人才不满足于单纯的生物性和机器性，只有人才把怎样活着看得比活着本身更要紧。

随着新的疾病和微生物不断被发现，很多时候，医生和护士都备感无奈。护理人员有救死扶伤的职业豪情，所以要认真学习、苦练技能。但是除此以外，生命的温情需要去呵护，病人的心理需要去支持。有时去治愈，常常去帮助，总是去安慰。这才是护理职业的真正内涵。

三、仁术仁心：职业需求引导技术向善

自古以来，中国对医护职业的评价就甚高，如“是乃仁术”“修合无人晓，存心有天知”等。这就是文化在价值规范层面引导职业的体现。

（一）选择陷阱引发的终极思考

小李和小王同是呼吸内科的护士，年龄相当，资历相近。小李是技术操作能手，专业知识扎实、参加各类比赛都获奖，动作利索，静脉输液能一针见血，但性格大大咧咧。小王在操作方面不如小李，但她耐心，细心，对病人嘘寒问暖，对病人及家属热情，能及时关注病人的情绪变化，和科室的其他医护人员相处非常融洽。

每次科室评选最美护士，小王都会被选上，每次技能比赛，小李都能获奖，如果现在需要在两人之中挑选一位作为你的责任护士，你会选谁？为什么？

这是一个非黑即白的选择陷阱！

疾病让肉体痛苦，也让心灵受到伤害。医疗是人与人之间身心救助的故事。在某些时候，需要技术来拯救生命；有些时候需要人本、人性的光芒照耀，为心理提供依托，仁心仁术从来都是一体两翼、不可分割的。为什么不能将两者融合呢？

在护理教育过程中，有些学生动手能力强，但对病人的关爱却不够。对这样的学生，老师应该在人文关怀的方面时时给以额外的引导、训练。而有些同学表现出很强的同理心和同情心，但动手能力不够，这就更简单了，多给他们机会，反复练习提升其动手能力。合格的护士应该同时具备两者，面

对不同的病人和场景，根据服务需求，提供有针对性的服务。

技术和人文关怀并不互相排斥，而是互相补充、互相支撑的关系。

“爱在左，技术在右，走在生命的两旁，使生命脆弱的人，即便是踏着荆棘，也不觉得痛苦，有泪可落，却不悲凉。”

（二）职业发展需要传承和创新

金华职业技术学院的护理专业发轫于1915年成立的金华福音医院高级护士职业学校，至今已有100多年历史。1996年在浙江省唯一的全国重点卫生学校——浙江省金华卫生学校办学阶段，学校率先被选为浙江省高职教育护理专业试点。21世纪以来，专业历经高职国家级示范专业、省级重点专业、省级特色专业、省级优势专业、省级名专业、省级示范性中外合作办学专业和首批全国职业院校养老服务类示范专业点等项目建设的锤炼，已跻身全国高职一流专业前列。在专业发展过程中，一代又一代的护理职业人秉承护理职业精神，传承上善若水的专业文化，精益求精练技能，同时结合时代发展和技术变化新需求，勇于探索、敢为人先，撑起了专业的良性发展。

结合专业人才培养定位和目标规格，学校梳理了仁心仁术的专业内涵和要素，将仁心仁术的职业精神融入人才培养全过程，将其基本要素镶嵌在教育教学各个系统模块中，有效地整合各种教育教学资源，形成了基于仁心仁术人才培养的路径和方法。师生在教学和生活过程中以此为标、以此为准，形成了事事践行、时时践行的文化自觉。

陆月林，一位年逾百岁而不“退休”的护理人，一位在教育战线上辛勤耕耘了近80年的护理教师，一位视“病人利益高于一切”的老护士，用她平凡而炙热的人生向我们展示了仁心仁术的风采。

陆月林出身书香门第，18岁时她突患重伤寒，是护士帮助她获得新生。从那时起，陆月林便确定了自己未来的人生目标——当一名充满爱心的护士。天遂人愿，她踏进了上海协和高级护士职业学校的大门。经过三年半寒窗苦读，她掌握了扎实的护理基础知识和熟练的操作技术，毕业后留校任教。1947年，她调任金华福音医院高级护士职业学校，担任过学校的校长、教务处主任，也做过普通教师，担任过医院的护理部主任，也做过普通的护士。不管在哪里，不论从事什么岗位，她对护理事业的深情不减，献身护理事业的理想未变。

陆月林是一位护理事业的践行者，更是一位护理事业的传承者。她始终把培养人才视为义不容辞的使命，她悉心指导年轻的护理老师，只要有空就去听年轻老师的课，一字一句地修改教案，指导老师改进教学方法。

每一个熟知她故事的人，都能感受到她的生命与事业息息相通、紧紧相依，感受到她朴实奉献的人生真谛，感受到她的崇高力量，并深深为之动容。每一份执着的追求，必蕴含着深沉的爱。正是这种职业的传承才让我们的护理专业有了今天的成绩。

四、对医患矛盾"责在何方"的深度思考

医患关系是一个十分复杂的问题。一方面，患者自认为权利、利益受到伤害，怨气冲天；另一方面，医护人员的合法权利与权益得不到尊重和保护；一方面，伤害患者身心、情感的案例层出不穷；另一方面，伤害医护人员，致死致伤案件不绝于耳。

究竟是谁之过？

"话不投机半句多"，是将交流中的失败归咎于"频道不同"。那么，如今的医患沟通是否存在这样的情况呢？

首先，医患双方在疗效期待和医学功能解读上存在巨大差别。长期以来，技术至上的媒体宣传将世人引入医疗万能与康复完美的误区，更别提那些对临床疗效过度承诺与夸耀的医疗广告，不恰当地提高了百姓对医疗治愈、康复程度和进展的期望值，使实事求是的临床评估和治疗成为不可接受的现实，甚至被怀疑是医护人员无能和失职的托词。治疗失败的结果告知成了医患冲突的"导火线"。近年来，社会仇医情绪发酵，医护人员的从业风险急剧增高，为了维护职业尊严，保护自身安全，医护人员自觉言多必失，医患沟通越来越少，最终医患矛盾似乎进入恶性循环。

其次，医疗服务不能成为单纯的商业活动。哈佛大学查尔斯·罗森伯格教授在专著《来自陌生人的照顾》(*The Care of Strangers*) 中写道，现代医患关系本质上是“陌生人”对“陌生人”的求助与救助，也是一次“陌生人”之间涉及药品与医疗服务的交易活动。他一直不能理解的是，健康的人们生活在适意、温情的家庭与社区之中，享受着来自亲人和朋友的照顾与心灵抚慰。而一旦生病，当病人承受躯体和心理痛苦之际，他们就要撤离原来的亲情支撑，被推出原来的生活圈，交给一群完全陌生的人们，去接受各种精深仪器冰冷的接触和无情的解读。这难道不是“雪上加霜”吗?

于是，病人除了期望用较少的费用来获得超值的服务外，还以极高的道德标准来要求医护人员，期望他们都能身怀绝技，又慈悲为怀，他们“毫不利己、专门利人”。但是，处在市场机制下的医护人员乃至医疗机构根本无法扮演这样的角色。现代医学根本就无法逆转生命的衰亡，也难以完全杜绝过程中的概率性失误。在一般商业交易中，失败可能导致项目清盘，支付归零。但医疗服务不一样，它需要病人承担治疗失败甚至生命流逝和医疗费用支付的双重责任。因此，一旦出现意外，结局就让病人很难承受。

最后，医学是一门“顶天立地”的学科。一方面，高耸入云，站在一个时代科学与技术的尖端；另一方面，又与世俗息息相关，关乎每一个人的生老病死。正是医学这种“跨界”的特性最容易形成知识理解上的“鸿沟”。当代医学技术的发展可以用“一日千里”来形容，但是，职业标准、职业忠诚和职业道德很难同步进化。技术的强大一定程度上带来了医护人员临床思维能力的退化；新技术的频繁使用消耗了医疗费用，追逐“技术红利”也派生出道德危机，最终造成医护人员和病人之间的职业信任危机。医患矛盾不仅使社会对医疗恐慌与敌视，也使医护人员产生职业焦虑。

医护人员自身应该反思，是否应从民生福祉、社会和谐的角度来调整技术的适应性，更多地从人文标杆、关怀层面来树立自己的职业形象，在治疗和护理每一个病例的细节中渗透出科学、技术、社会、心理、人文的多元关怀。现代医学的迷失不是技术上无路可走，而是对人性的关切与解读苍白无力。社会要求实现技术进步与人文抚慰之间的平衡。护理人员的眼里不能只有疾病，没有痛苦；不能只有疾病的病理生理机制，没有心志压抑的痛苦机制；不能只有技术救助，没有心灵的洞察和抚慰；不能只有疾病真相、护理证据的探寻，没有人文关怀；不能只有职业操作，没有职业信仰；不能只有专业精神，没有职业精神。

五、职业活动中要保持健康的职业心理

同理心又被称为换位思考、共情，指站在对方立场设身处地理解之的方式方法。它要求在人与人的交往过程中，能够体会他人的情绪和想法、理解他人的立场和感受，并站在他人的角度思考和处理问题。同理心主要体现在情绪自控、换位思考、倾听能力以及表达尊重等方面。

护理人员在工作中需要同理心，要通过揣摩他人的心理、情绪和感受，进而做出对应，来实现理想的沟通。这个过程一般有四个步骤：观察—感受—需求—请求 / 诉求。

同理心在服务类行业很重要，但在这过程中要注意把控“度”。

首先，同理他人不是同情他人。同情通常和“可怜”“怜悯”等词汇相近，带有居高临下的色彩，容易被对方视为负面的心情和态度。

其次，同理他人也不是简单赞同他人。同理他人是用一种“我维护你说话的权利，努力理解你说话的内容，但不一定同意你的观点”的态度来进行与人沟通交往。

我入职后，最初在神经外科工作，才第二个月就遇到一个病人。小伙子才 18 岁就因为脑肿瘤颅内压增高导致脑疝死了，这是我经历的第一个死亡病人。在同病人的姐姐一起给死者做最后整理时，我不停地流泪，无法控制自己，无法释怀生命之脆弱、人生之无常。

随着第二个、第三个、第四个……病人死亡，我对死亡的感受也逐渐淡化，工作中也不会再被死亡轻易影响情绪。在抢救病人时永远全力以赴，但对死亡结局则能坦然处之，这是每一位医护人员的必经之路。这不是说医护人员变得越来越冷血，越来越没有人情味。这是人类心理防御机制。同样的

疼痛，人的感受阈值会越来越高。这是医护人员职业生涯中一段正常的心路历程。

健康的职业心理是人们在职业活动中表现出的认知、情感、意志等心理倾向或个性心理特征。健康职业心理是在职场环境熏陶下个体对工作的不同看法、态度和意见经过长期的修养逐步内化的一种心理结果，是职业心理的最佳状态。

六、说真话还是说假话

一个人得了绝症，只能活几个月了，医护人员是该讲真话，还是用善意的谎言来安慰他?

其实，生活中没有绝对的对与错，要视病人的具体情况而定。面对一个坚强的病人，其希望在有限的时间内去完成一些未了的心愿，医护人员不妨如实相告。而对一些心理脆弱敏感的病人，告知真话会让他的心灵受到极大的打击，甚至可能让病人有轻生的念头，那就需要给以善意的谎言。总之，医护人员要充分评估病人的性格、心理特点、社会支持系统等，然后做出最佳选择。

如果说，真话具有与生活一样的残酷性与现实性，那么善意的谎言可以解读为一种人文关怀。职业活动中要有技术、责任、爱心，但还需要有智慧。医护类专业人员面对死亡这个沉重的话题，有很多“两难”的情景，也有很多的不同观点。但脱离了具体“人”的争论没有任何意义，只有在职业活动中充分考虑“人”的元素，从最有利于“人”的基本观点出发，才能得出结论，那就是病人利益最大化原则。

其他职业活动中是不是也同样存在这样的两难呢? 又该如何去思考、解决这些问题呢?

七、写给护理学生的一段话

护理人员是人生的见证者。在新生命诞生时，他们是迎接者；在疾病过程中，他们是生命的拯救者和痛苦的疏解者；在衰老过程中，他们是生命质量的维护者；在临终时，他们是抚慰者和送别者。

在漫长的职业生涯中，护理人员要学会遵守职业伦理，充分地自信、互信与他信。在努力学习技术的同时谨记人性的关怀，恪守职业的底线和品格。

要以人为本，追问“什么是护理”“什么是医学”；反思疾病之轻、人性之轻；探寻疾病体验的意义，追问医患矛盾的终极原因，扭转“见病不见人，技术是唯一解决方案”的职业偏见。

护理应该回归人性化与艺术化，实现德、行、技、艺的统一。

师德的核心是真诚平等

未来世界的竞争是教育的竞争、人才的竞争。教师是推动教育事业发展的主体，肩负着光荣而神圣的历史使命。要培养21世纪高质量、高规格的人才，就必须建立一支高素质的教师队伍。而教师队伍建设的核心是师德。师德决定了教师的素质，教师的素质又决定了教育的质量。

当前，受各种不良因素的影响，有悖师德的现象时有出现，一定程度上损害了人民教师良好的整体形象。如：有的教师急于求成，有时口不择言，伤害了学生的自尊；有的教师不公平地看待学生，把学生分为三六九等，做不到一视同仁，对优等生“笑脸相迎”，对后进生“横眉立目”，给学生造成极大的心理伤害；有的教师追逐短期效益，盲目地乱办班、乱收费。

所有这些问题反映在师德师风上，就是真诚和平等精神的缺失。因此，我认为重塑师德、重振师风的核心就是呼唤真诚和平等的回归。

教师，是一个神圣的称呼；师德，不是简单的说教，而是一种精神体现，是一种深厚的知识内涵和文化品位的体现；师德，需要培养，更需要每位教师加强自身修养。好的师德师风的一个具体表现，就是师生之间人格上平等，相互学习、相互尊重。

当教师也是同样的道理。“一日为师，终身为父”表达了学生对老师的尊敬。既然做“父亲”，就要关心爱护学生，对学生负责。教师切勿将此言理解为可以用“家长”的身份来干涉学生、指使学生甚至利用学生。有句古话说，“人有德于尔，尔不可忘。尔有德于人，尔不可不忘也”。学生尊你为父，你自己千万不要把这当成对学生有恩，在学生毕业之后，还念念不忘自己的德与恩。真正有师德的教师即使有恩于学生，也不会牢记不忘。

在我看来，“一日为师，终身为父”是告诫教师：一是即使只当了一天的教师，对学生也要负责任。既然为“父”，就要遵循“子不教，父之过”的古训。二是当学生有了成绩，不要借“父”名抬高自己或去借学生的“光”。三是当学生犯了错，应主动承担起“子不教，父之过，教不严，师之惰”之责任。做到了这三条，才是理解了“一日为师终身为父”的真正的含义。

每个教师的师德就如同“榜样”和“阳光”。俗话说，亲其师，则信其道；信其道，则循其步。喊破嗓子不如做出样子，所以说教师是旗帜，学生如影随形地追着走；教师是路标，学生顺着标记前行。

其身正，不令而行。其身不正，虽令不从。道理讲得再透，教育形式再好，艺术性再强，都是无根之树、无源之水、无雨之云、无光之灯。教师的一举一动、一言一行、一思一想、一情一态，都清晰地看在学生的眼里，都在有意或无意地进行着现场示范。这种示范性将在学生的心灵深处形成一股排山倒海般的内化力。《中国教育报》刊载过北京十杰教师孙维刚的事迹，他被学生称为“思想和灵魂的导师，终身学习的楷模”。考入清华大学的王一在转为正式党员的汇报中谈到了中学的班主任孙维刚老师。他们的心灵从老师的言行中得到了净化。大家热爱劳动，来自恩师每天早晨到教室打扫卫生；大家有良好的修养，来自恩师每天上下班都和看门的老大爷亲切地打招呼；大家严格遵守纪律，来自恩师迟到了便向他们做检讨，甚至到教室外面罚站；大家艰苦朴素，来自恩师一年四季仅仅两套旧外衣……王一在汇报中还说，虽然现在自己不在孙老师身旁聆听他的教诲，但他的形象经常闪现在他的脑海。尤其是当他打开录音机再次倾听最后一次班会录音时……师德无价，学子对恩师的追随，如同云翔而影从。

高职护理专业课程设置实现“五个对接”路径方法初探

职业教育改革建设提出了“专业与岗位对接”“专业课程与职业标准对接”“教学过程与生产过程对接”“学历证书与执业证书对接”“职业教育与终身学习对接”五个对接理念，为职业教育的专业人才培养模式提出了新思路。

高职护理专业课程目前主要通过“工作岗位—工作领域—典型工作任务—职业能力分析”进行构建，符合五个对接的理念。但对国内几家高职护理专业课程设置的分析和研究发现，在课程构建过程中因存在对核心概念——典型工作任务的理解偏差，课程设置并不是很科学合理，这和李为华等老师的观点一致。

在一些院校的人才培养方案中，我们看到，护理专业的典型工作任务包括入院护理、出院护理、床单位的制备、皮肤护理、引流管的护理、肺炎的护理、新生儿的护理、阑尾炎的护理、手术前护理、手术后护理等。这些是岗位任务，也就是一个岗位所需要去完成的具体工作内容以及应当承担的责任范围。而典型工作任务（professional tasks）是职业行动中的具体工作领域，也称为职业行动领域。它反映了该职业典型的工作内容和工作方式。完成典型工作任务的过程能够促进从业者的职业能力发展，且完成该任务的方式方法和结果多数是开放性的。典型工作任务来源于企业实践，是对职业而言的，它与实际生产服务中出现频率最多的岗位工作任务不同。从以上的论述我们可以看出，目前在课程设置过程中，所谓的典型工作任务实际上是岗位工作任务。

出现上述情况的原因首先是概念的界定不清晰，其次是我们在进行典型任务分析过程中往往只做了第一步，也就是在召开实践专家研讨会时，收集了专家们提出在工作岗位上需要完成的各项工作任务和内容，将这些工作任务罗列后就直接运用到课程设置中，而缺乏归纳总结提升，更没有从“工作对象”“工作过程”“工作方法”“工具与设备”“劳动组织”等方面进行分析。

将实践专家提出的各种工作任务进行归纳总结就可以发现，对于一个刚进入工作岗位的护士而言，护理典型工作任务可以归纳为以下七个方面。一是和服务对象的沟通以及和其他人员之间的协调任务，这是服务类行业共有的任务。二是对服务对象进行健康评估或评价的任务。三是护理人员能独立完成照护任务，满足服务对象的照护需求，如生活护理、皮肤护理、饮食护理等。尤其是在一些养老机构，正常的老年人护理则以这类任务为主。四是和疾病治疗等相关的照护任务。目前该任务仍然是医院护理人员很重要的工作任务。在不同的科室，根据疾病的治疗需要，护理人员要完成用药护理、手术前后护理、各种有创无创性治疗的护理等。五是在服务过程中的安全护理任务，包括各种意外伤害、危重症情况的处理等。六是健康促进和健康指导任务。随着护理服务对象的拓展，该任务的重要性逐渐显现，尤其是社区护理人员，根据社区健康问题提供各种健康教育和健康管理等。医院护理人员对病人及家属的健康指导也属于该范畴。七是处理在服务过程中涉及的伦理和法律问题的任务。

随着工作年限的增长，护理人员还要完成护理研究、护理管理、护理教育等典型工作任务，这和一个职业通常包含 10 ～ 15 个典型工作任务是互相吻合的。

获取典型工作任务后，我们需要结合工作对象、工作方法、工作过程和劳动组织等方面进行护理专业课程的设置。护理人员目前的工作岗位主要集中在各级医疗卫生服务单位，从社区卫生服务中心到三级医院。但不管在什么工作岗位，其的服务对象都是有着生理、心理、社会文化等维度的人。护理的工作方法是护理程序，其基本步骤是评估、诊断、计划、实施和评价。

因此，要培养合格的护理人才，首先要对服务对象进行研究。其课程设置包括正常的人体结构与功能、正常的心理活动，人患病后机体会发生哪些相应的结构与功能的改变、疾病的症状和体征，护理程序的具体实施步骤。针对这几部分内容可以确定护理专业的基础课程，且在基础课程中应包含相应的人文课程。然后通过典型工作任务确定护理专业的专业课程。医院的临床护理目前仍是护理人员的主要工作领域，社区护理和老年护理的服务需求虽然逐渐扩大，但岗位工作任务和内容和临床护理人员基本一致，只是侧重点不同。社区护理更强调健康教育和健康促进。老年护理则是根据服务对象的年龄特点主要实施生活护理和疾病护理。社区护理和老年护理只不过是在工作环境、工作方式和劳动组织等方面有所不同。在完成典型护理工作任务过程中，要运用一些工具和仪器设备，且在一定的组织和管理结构中来完成。因此，根据前面的典型工作任务可以确定护理的专业课程包括护理沟通、健康评估、基础护理、内科护理、外科护理、妇产科护理、儿科护理、精神科护理、传染科护理和急危重症护理等（也可以根据人的生命周期设置为母婴护理、儿童护理、成人护理、老年护理等）、护理管理、护理伦理和法律等。如何开设特色课程和方向课程，取决于学校的具体情况。比如有的院校康复师资力量雄厚，可以将疾病护理中的康复单独列出开设一门康复护理，强化学生的康复技能。

对护理专业而言，课程标准和行业标准的对接，也可以通过对护士执业资格考试大纲的解读来实现。护士执业资格考试由国家卫生健康委员会负责实施，以评价申请护士执业资格者是否具备执业所必需的护理专业知识和工作能力。2017 年护士执业资格考试涉及的主要护理任务共有七类，分别为照护患者，满足患者基本需求；协助治疗相关的任务；沟通、协调活动；评估或评价活动；保证患者安全；健康指导；伦理或法律活动。这和通过典型工作任务分析的结果基本一致。

参考文献

[1] 李为华，左凤林 . 典型工作任务分析在护理专业人才培养改革中的实践研

究 . 护理研究，2013，27(6)：1643-1645.
[2] 全国护士执业资格考试用书编写专家委员会 . 2017 全国护士执业资格考试指导 . 北京：人民卫生出版社，2016：3-4.
[3] 沈远平，陈玉兵 . 现代医院人力资源管理 . 北京：社会科学文献出版社，2006：79.
[4] 赵志群 . 典型工作任务分析与学习任务设计 . 职教论坛，2008（12）：1.
[5] 中华人民共和国教育部 . 教育部关于推进中等和高等职业教育协调发展的指导意见 . 教职成 [2011]9 号 . https：//www.gov.cn/govweb/zwgk/2011-09/20/content_1951624.htm.

基于“岗课赛证”融合的“急危重症护理”课程建设路径

我校“急危重症护理”课程建设历程如下。2007年，由于行业发展对人才的能力需求发生变化，我校设置了“急救护理”课程，2008年改为“急危重症护理”，2009年获批国家精品课程；2012年该课程立项国家首批精品资源共享课程，2015年该课程在人卫慕课上开放在线课程，2016年该课程获国家精品资源共享课程，2017年该课程获批国家首批精品在线开放课程。2019年，我校联合主持国家护理资源库建设，主持核心课程“急救护理”的建设，目前已完成全部课程资源建设供全国同类院校使用。

一、课程设置依据及变化

1. 课程设置依据

高职护理课程设置依据的是护士工作初期（0～3年）的典型工作任务。20世纪90年代以来，随着我国经济实力的增强和全社会对急危重症护理重要性认识的提高，由院前急救、急诊科、ICU构成的急症医疗服务体系逐步建立健全。急危重症护理和生活护理、与疾病治疗相关的护理、沟通协调活动、评估评价活动、健康指导等成为护士的典型工作任务。其课程从最初的“急救护理”发展到今天的“急危重症护理”，是随着危重症病人集中治疗护理的ICU发展而发展的。2019年，教育部公布的《高等职业学校专业教学标准》中将“急危重症护理”列为专业核心课程，明确指出学生需要掌握危重症护理的专业知识和专业技能。

2. 根据学生认知规律和课程内容确定课程关系

该课程涉及临床各科各系统危重症患者的护理，具有一定的综合性。前期课程包括专业基础课程和通用护理课程，如健康评估、基础护理、内科护理、外科护理等，后续课程为学生的临床实习，是一门整合知识和能力的综合课程。同行课程包括社区护理、老年护理等，能起到支撑的作用。

二、课程目标及调整

1. 基于急危重症护士“职前职后教育一体化培养”明确课程培养定位

急危重症护理人员目前在我国属于专科护士的范畴，有明确的职后教育体系。高职护理要精准对接与专科学历层次相匹配的服务区段或技术领域。职业成长规律理论将学生职业成长过程分为新手、生手、熟手、能手和专家5个阶段。每个阶段对应相应难度的工作任务。高职护理教育的定位是将学生从新手培养成生手，最后成为熟手。

2. 基于工作任务的能力要求确定课程的三维目标

综合新手、熟手的工作任务开始，职业能力、高职院校的培养定位，我们确定了本课程目标。课程目标包括情感态度、知识技能和过程方法三个维度。要求学生有职业自信和职业自豪感，能掌握基本理论知识和常用救护技能，掌握通过线上资源自我学习的方法。

三、课程内容选取与重构

1. 基于岗位实际工作任务选择课程内容

经过深入细致的行业调研，获取在急救中心、医院急诊科、ICU 病房的岗位工作任务，并进行总结归纳确定课程内容。

2. 通过工作过程要素分析序化课程内容

通过分析工作环境、工作对象、工具材料方法、工作人员组织形式、工作要求等要素，将课程内容序化为五大学习项目。分别为敬佑生命——认识“急危重症护理”；救在身边——院前救护；生死时速——急诊室救护；仁心仁术——ICU 监护和大爱无疆——灾难救护。

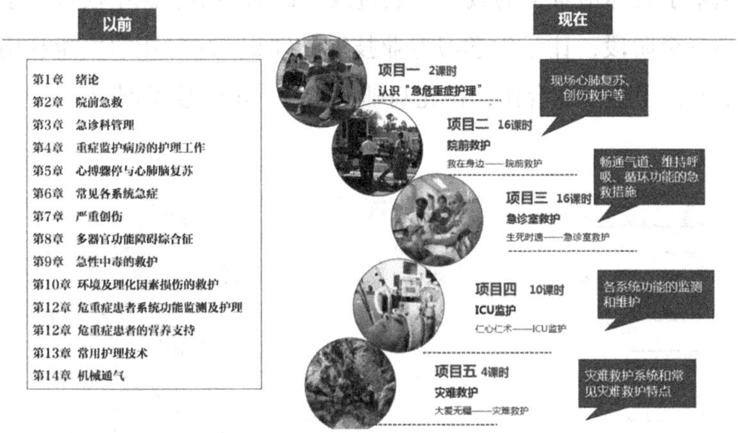

课程内容改革前后对比

四、教学设计变革与实践

1. 高职学生的思维类型决定教学设计的基本理念

职业教育是面向大众的教育，其受众更多的是以形象思维能力见长的群体。他们不擅长抽象思维，乐于在具体情景或氛围中，通过“行动”来学习。即通过真实情景中的“思辨”及“行动”，把无形的符号学习或“看似有形实则无形”的技能练习，转化为有意义的知识与技能。基于这样的学情特点我们实施的是行动教学。行动教学是建立在“建构优先”的教育哲学基础之上的。在教学过程中是基于行动，生成和建构意义的“学”，学生主动存在；是基于支持、激励和咨询意义的“教”，教师反应被动存在”；是基于整体、过程和实践意义的“景”，情景真实存在。

2. 教学手段和方法的拓展为教学改革提供了有力支撑

模拟仿真环境和设备、丰富的网络资源、虚拟仿真软件、预约实训系统等信息化手段和方法让我们可以根据教学内容，选择合适的教学方法。教学方法包括案例教学法、项目教学法、模拟教学法、角色扮演教学法等。

3. 采用“三维并进”和“教学做评一体”的教学模式

依托网络教学资源和信息化教学手段和方法，以案例为载体，以任务引领，强调基于具体情景下的教学。通过线上课前导学、课中模拟教学和课后拓展延学三个阶段，让学生学习专业技能和知识；同时让学生能利用网络资源自主学习，学会沟通合作，在此基础上能有一定的技术创新。

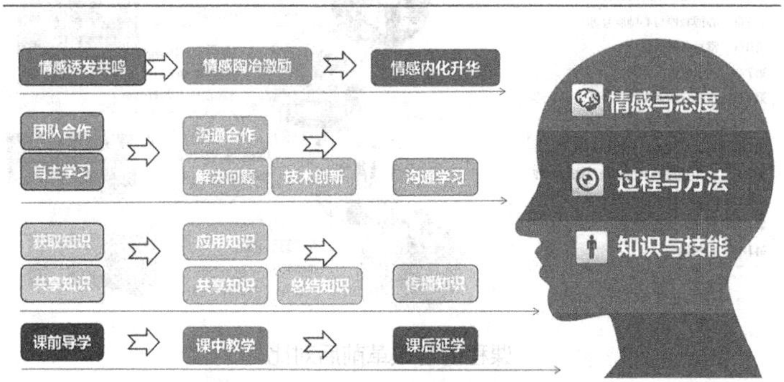

“三维并进”“教学做评一体”的教学模式

4. “三维并进”和“教学做评一体”的教学实施

在教学过程中注重认知环路、方法环路和情感环路相辅相成的教学设计。将专业知识和技能、学习过程和方法、职业情感和态度通过案例载体进行融合。

5. 课前线上导学

教师通过网络课程平台以任务单的形式布置作业，引导学生自主学习。学生拿到任务单，经小组讨论制订案例的解决方案，并激发学生对职业的认知。

6. 课中模拟教学

用视频案例模拟场景，导入教学主题，按溺水识别到水中救护再到岸上救护的流程展开教学。每一个场景的教学都先让学生展示课前学习结果，再给以点评、纠正、演示，基于学生自学结果进行支持、激励和解惑。

7. 课后学习支持

通过线上的资源学习、线下预约实训和社会服务等方式巩固专业知识和技能，提升职业认同感和自豪感。

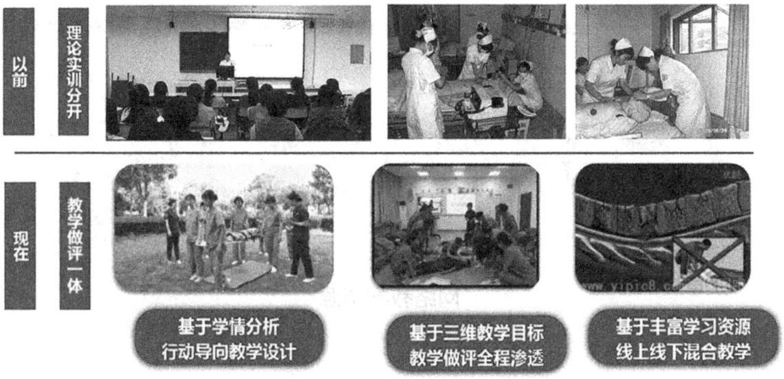

教学改革前后的课后学习支持

五、教学资源重构与应用

1. 建设满足课程教学需要的教学环境

校内教学环境包括模拟教学的硬件设施设备、职业文化的营造、信息化教学的条件建设等。校外实训基地重点是医教协同体制机制建设，让学生早临床、多临床和反复临床。

2. 建设满足学生学习需求的教学资源

2012 年作为国家首批精品资源共享课程，“急危重症护理”课程进行了全程课堂实录，每个视频 45 分钟，关注课堂设计和教学实施过程，其服务对象是老师而不是学生。随着“网民”的增多，互联网突破了课堂的边界、学校的边界、求知的边界，教育领域知识由静态变动态、由抽象变直观、由整体变为碎片的转变决定了资源的重构和建设原则。目前，本课程共有知识点和技能点视频资源 95 个，任务级视频资源 12 个，项目级视频资源 4 个，在人卫慕课、国家护理教学资源库中供全国同类院校使用。

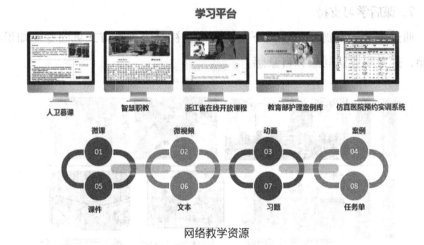

网络教学资源

六、课程教学团队

根据课程教学内容、岗位的专业性和特殊性，成立院校融通的课程结构化团队，实现优势互补、模块化教学。

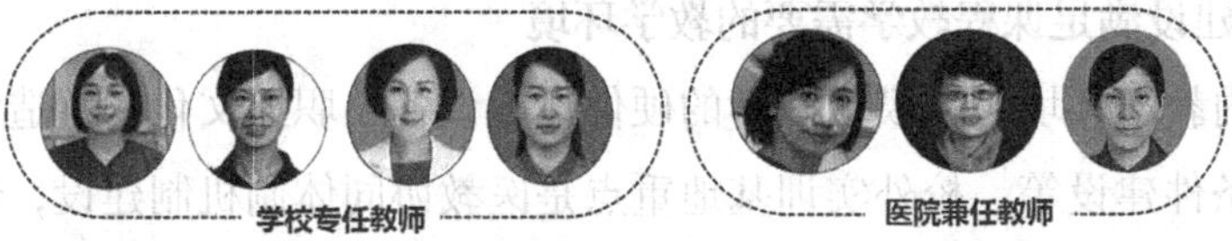

模块	校内专任教师	医院兼任教师
救在身边——院前急救	潘超君、于倩	曹敏（急救中心副主任）
生死时速——急诊科救护	李春燕、吴玲玲	陈岚(急诊护士长）
仁心仁术——ICU监护	胡爱招、周静倩	潘利飞（ICU护士长）
大爱无疆——灾难救护	胡爱招、胡成巧	陈岚（公共卫生事件应急小组成员）

教学团队

七、课程应用与特色

该课程立足本校，示范引领全国，服务行业。该课程在金华职业技术学院是最受学生喜爱的课程之一，学生对教学满意度达95%以上。该课程2020年在人卫慕课的选课人数是11791人，在护理资源库的使用人数是23549人。另外，该课程还用于行业新护士的培训和继续教育。

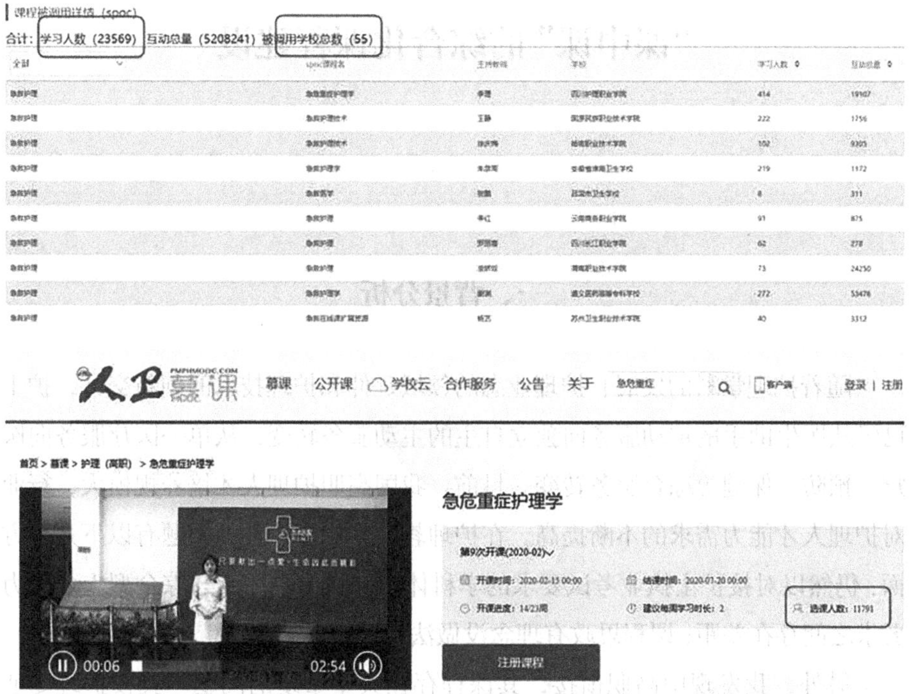
合计：学习人数（23569）互动总量（5208241）被调用学校总数（55）
人卫慕课
慕课
公开课
学校云
合作服务
公告
关于
登录 | 注册
首页 > 慕课 > 护理（高职）> 急危重症护理学
急危重症护理学
第9次开课(2020-02)
开课时间：2020-02-15 00:00
结课时间：2020-07-20 00:00
开课进度：14/23周
建议每周学习时长：2
选课人数：11791
注册课程
00:06
02:54

人卫慕课学习情况

认知环路、方法环路和情感环路同频共振的教学符合现代职业教育理念，也能满足行业对人才的能力需求。首先，我们收集学长、师者参加防疫抗疫的案例，撰写了“最美逆行者”的系列报道。通过这些案例我们提炼思政元素，将其和具体的课程教学内容进行融合设计，把医护职业“敬佑生命、救死扶伤、大爱无疆”的职业精神通过教学进行渗透。其次，在教学方法上，通过体验式教学，以真实案例为载体、任务驱动、问题引领；通过创设工作情景，开展小组探究、情景模拟演练等教学方法，以丰富多样的讨论、示教、点评等将“教”“学”“做”“评”融为一体，让学生在学习专业知识技能的基础上，对护理职业有更深的理解和感悟。这不仅提升了教学质量，也激发了学生对职业的认同和热爱。

“课中课”的综合化课程建设

一、背景分析

随着护理学科的发展、护理业态的领域延伸和护理技术的创新交叉，护士已经从医生助手的被动服务向独立自主的主动服务转变，从单一医疗服务向医疗、预防、保健等综合服务转变。目前，我国高职护理人才培养规模大，行业对护理人才能力需求的不断提高。在护理教学中主要存在的问题有以下几个方面：仍然以对接护士执业考试要求的学科体系课程为主体，与综合型人才能力要求之间存在差距；课程思政有理念没做法，课程形态单一，有效性不高。

另外，我发现中高职衔接，其课程存在大量重复的问题。我校护理专业的中高职衔接从2007年与浙江省海宁卫校合作开始，从最初的“3+2”模式到目前的“五年一贯制”，已经整整实践了十多年。但护理专业存在不同学历却采用同一个执业资格准入评价标准，护理岗位、职业标准、工作职责范围及从业资格仍无分级分类的现状，导致不同层次护理教育培养目标和人才规格很难科学地制定。早期，因中高职院校隶属于不同的教育行政部门管理，在发展过程中按照各自的发展规划，要符合各自的教学标准要求，导致中高职阶段一体化课程的设计流于形式，分段重复现象非常严重。目前，我省的护理专业“五年一贯制”在中职升入高职阶段仍有一定淘汰比例，为兼顾那些不能升入高职的学生，中职阶段的课程设置仍以满足护士执业考试要求为首要原则。而升入高职的学生因已经通过护士执业考试，若沿用和中职阶段一样的课程设置和教学方法，会使教学内容重复。教学的重复，将导致学生的学习兴趣不高，学业管理难度较大等问题。

针对以上问题，我校提出通过“课中课”教学改革，提高人才培养质量。

二、“课中课”的课程建设

（一）紧扣综合能力培养，探索“专业大课程 + 综合小课程”的“课中课”课程建设

目前，高职护理的课程设置以满足护士执业考试大纲为基本要求，基于学科的专业基础课程和临床分科的专业核心课程是主体。如何在课程体系之外通过建设融合多学科知识的项目化综合小课程来培养学生的职业能力，对接岗位需求，是我们一直关注的研究重点。针对高中生源的学生，课程建设注重综合化、项目化，具体内容如下。

1. 专业基础课程设置“知识集成综合小课程”

强化基础课程为专业服务的理念，组建“专业 + 基础”的课程建设团队。通过护理岗位工作任务将多课程的知识通过案例串联，以专题讲座和线上学习的方式打破学科壁垒，强化知识运用能力。目前开设了用药、氧疗、复律的基础医学综合小课程。

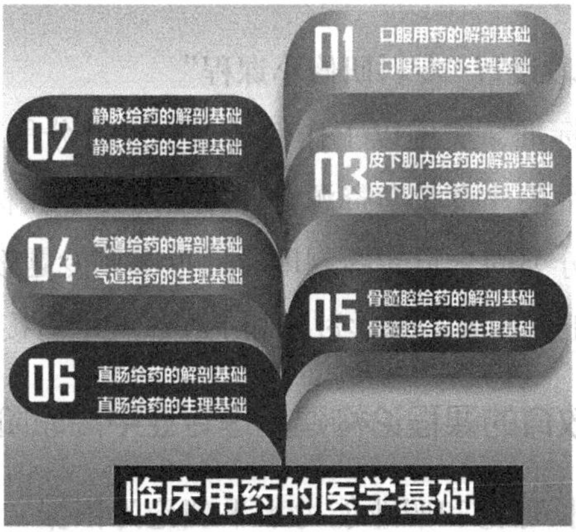

“知识集成综合小课程”案例——《临床用药的医学基础》

2. 专业核心课程设置“任务集成项目小课程”和“社会服务拓展小课程”

跨专业教师组队，通过案例发展将多课程的知识点和技能点以任务驱动的方式对学生进行综合训练，通过“1+X”考证、线上学习和社会服务等方式培养学生的综合职业能力，如失智失能老人的照护小课程、月子那些事小课程、创伤综合救护小课程等。联合学工组建急救培训、养老服务、母婴照护和健康咨询学生服务志愿队，开设应急救护、养老护理、母婴照护等“社会服务拓展小课程”，并在 MOOC 学院开课，学生完成线上的理论学习和线下的实践考核，就可以参加社会服务，培养学生的服务意识和专业能力。

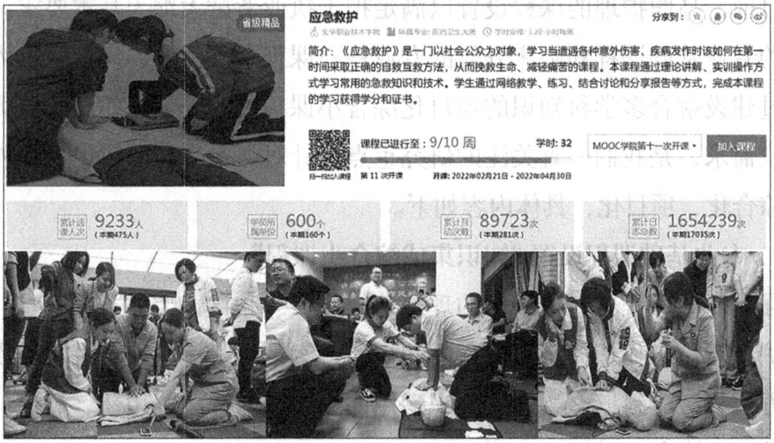

“社会服务拓展小课程”案例——《应急救护》

3. 临床实习阶段设置“专科研修小课程”

依据国家实习标准，实施以工作任务为重点的分科案例导学辅教制度，利用信息化的教学手段建设教学资源，开发实习导学教材，实施专兼教师结对制度，实施分层分类的全员实践制度。通过案例专题教学、床边教学等方式实现教学内容和工作内容、教学过程和工作过程的对接。

（二）用职业教育的课程论构建护理专业中高职阶段的课程体系

我们以职业成长理论和职业能力水平理论为依据，从“初学者”到“有能力者”，从“完成简单工作任务”到“完成复杂工作任务”来界定中高职阶

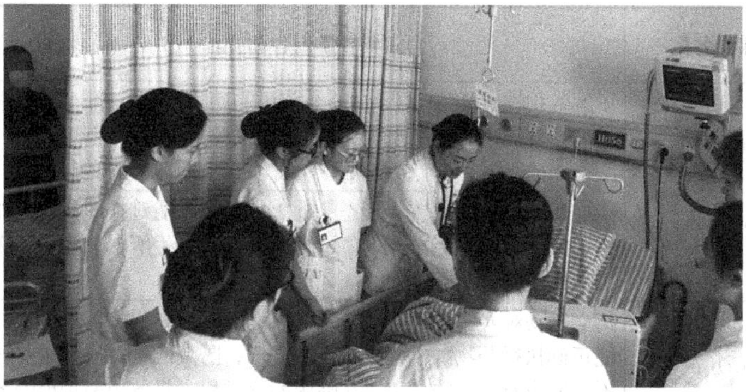

“专科研修小课程”案例——《内科实习导学》床边教学

段的培养定位和规格，实现培养目标的有序衔接。中职阶段主要是职业入门教育，学习职业的基本工作内容并完成从职业“新手”向“生手”的过渡，初步建立职业认同感，以护士执业考试要求来设置课程。高职阶段的课程设置是职业关联性教育，其核心是让学生对工作系统、综合性任务建立整体的认识，获取初步的工作经验并开始建立职业责任感，是一种基于“补缺、提升和拓展”的综合性设置。同时，在高职教学中实施以工作过程性能力培养为主的案例教学和评价，实现学生职业能力成长的有效衔接。

高职阶段强化学生的实践能力和临床思维能力，开设了以综合实训为主的系列课程，如“护理综合实训”“急危重症护理”等；为提升学生综合职业能力开设了以临床典型案例为基础的综合性课程，如“疾病学基础”“临床护理与思维”“护理评估”等；为适应护理专业的岗位拓展，紧跟行业需求还开设了“社区护理”“老年护理”“康复护理”“母婴护理”等课程，实现中高职阶段课程设置的有机衔接。具体见下表。

高职阶段的课程设置

序号	课程名称	主要教学内容和要求	参考学时
1	疾病学基础	掌握疾病过程中一般病理变化的基本概念和术语，熟悉疾病过程的共同规律、各系统的常见病、脏器功能衰竭的基本病理学知识，加深对人、环境、健康、疾病四者的辩证关系的认识。要求学生掌握免疫基本理论和技能，分析免疫疾病的发病机理并能制定基本防治原则。	98

续表

序号	课程名称	主要教学内容和要求	参考学时
2	生物化学	了解各种物质及其代谢产物在体液中的动态：初步运用生化的基础理论知识，解释护理学中的一些基本现象。在掌握基本理论、知识和技能的基础上，培养学生分析问题、解决问题的能力。	42
3	护理应用解剖与生理	能描绘出器官的位置、形态、毗邻和功能，能对护理技能操作相关的血管、神经准确定位，合理运用本课程所学知识，为正确操作奠定解剖基础。	54
4	临床用药与护理	树立药物对人体具有治疗作用和不良反应双重作用的辩证观念，能正确执行药物医嘱并进行用药护理，防范或尽可能减轻药物不良反应对人体的危害，在临床药疗过程中具备用药护理的各项职业能力。	32
5	护理综合实训	深刻领会整体护理理念，能结合案例分析从入院到出院不同病人的护理需求，结合基础医学课程与护理专业课程提出护理问题，梳理护理知识、技能与素养，制订护理计划，实施护理措施。同时，动态观察实施效果，根据病情变化，提供针对性护理，并开展健康教育。	64
6	护理评估	结合护理专业特色，突出护理健康评估技能的掌握，包括常见症状的临床表现及引起的身心反应、正确收集健康资料的方法，身体评估的规范操作，以及异常体征的临床意义。能熟练掌握心电图操作及识别常见异常心电图，能进行X光检查、超声检查等检查前准备、检查后护理。注重沟通能力、临床思维能力以及护理记录能力等的培养。	54
7	临床护理与思维1	能运用整体护理理念对成人各系统常见病、多发病进行护理，包括呼吸、循环、消化、泌尿、血液、内分泌与代谢、风湿、神经等系统疾病的疾病概述、健康史、身心状况、辅助检查、护理诊断、护理措施、护理评价。能运用临床思维方法对成人常见疾病进行病情、心理及治疗反应的观察、分析与处理，并提供预防措施、健康教育和保健指导。掌握成人常用专科护理技术。熟悉成人常见病、多发病的治疗原则。了解成人护理新知识、新技术、新方法的应用。同时，通过模拟教学或床边教学，对成人各系统的临床表现进行比较分析，以及临床验证，促进学生临床思维能力的培养。	144
8	临床护理与思维2	能运用护理程序对母婴常见病、多发病实施整体护理。掌握女性妊娠期、分娩期、产褥期的护理，以及妊娠并发症及合并症护理，不孕症、计划生育以及常用诊疗与护理技术等。掌握正常新生儿特点和常见疾病、儿童保健、生活护理、健康教育，以及常用护理技术。熟悉女性生殖系统解剖与生理，儿童各系统常见疾病概述、健康史、身心状况、辅助检查、治疗与护理。了解母婴护理概念、范畴及发展历程。同时，采用典型案例启发、引导、指导学生对母婴、儿童等各系统常见疾病进行比较、分析，培养学生的临床思维能力。	96

续表

序号	课程名称	主要教学内容和要求	参考学时
9	急危重症护理	医院急诊科、重症监护病房的设置、工作流程、患者收治程序及管理；急诊科常见急危重症的病因、发病机理、临床表现、急救措施，包括心搏骤停、呼吸衰竭、创伤、休克、出血、昏迷、疼痛、药物中毒等；危重症患者的系统功能监测、多器官功能障碍综合征、感染控制、营养支持与护理等；院前急救的原则、形式、护理的主要内容；急诊科常用专科护理技术，包括人工气道建立、心肺复苏、除颤、动静脉穿刺置管术、气管插管等；常用抢救药物的药理作用、药物应用及注意事项；急救知识及技能的健康教育与实训指导。	32
10	手术室护理	熟悉各种麻醉的方法和麻醉中配合内容；掌握手术室护士的分工和主要职责；会手术前的常规准备、专科准备和急诊手术病人的护理，会手术后病人的常规护理及并发症的观察与护理。	28
11	老年护理方向	建议各学校根据师资力量、学校和地方特色等方面因素，分模块开设老年护理类、母婴护理类、社区护理类、口腔护理类、中医护理类等方向选修课程，要求学生至少选择其中一个方向的课程，适应学生兴趣特长、专项发展的需求，使学生在掌握扎实专业基础的同时，形成专业特长。	88
12	母婴护理方向		88
13	社区护理方向		88
14	口腔护理方向		88
15	中医护理方向		88
16	康复护理方向		88
17	医美护理方向		88
18	……		88

仿真医院——支撑教学改革的平台

基于校内基地临床化的理念，仿真医院的环境布局、设施设备、专业文化和管理运行都应与医院对接。仿真医院的标志以蓝色、白色、绿色为主要色彩，寓意着医护人员用一颗纯洁的爱心（白色）为病患者提供一个宁静安详的环境（蓝色），能唤起对生命、健康的渴望（绿色）。

仿真医院标识

天使之手，托起生命；大爱之心，散发光芒。白色十字表示医务人员要以病人为中心，筑起呵护生命的长城；四方代表对病人的爱心、耐心、细心和责任心；两瓣绿色的幼苗表示医学是能力和关爱的事业，技能在左，爱心在右，走在生命的两侧。整个图形体现医学院教职员工用爱为学生撑起一片天堂，呵护学生茁壮成长。

一、导言

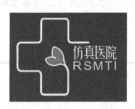

追求技术与提倡人文关怀并重将成为未来医学发展的主旋律，融合自然

科学和人文科学的医护类专业面临着挑战。为此，仿真医院开展了基于案例任务驱动的、情景体验的“做中学”，让学生参与实训室管理和社会志愿服务，让教学更符合职业实际。引入目前医院实际使用的医疗仪器和先进的实践培训设备，关注人本关怀，培养具有扎实的理论基础、过硬的实践技能，同时又具有人文精神、关爱意识的高素质实用人才。

课前，实训中心教师会按照教学计划和教学大纲要求提前做好准备，查看物品是否准备齐全，检查仪器功能是否完好。根据仪器保管和使用制度，有计划地增添教学物品，定期检查和维修仪器，保证仪器功能完好。课中，各实训室、准备室内所有物品都有专人管理，密切配合授课过程。课后，学生通过预约系统仍可进入实训室进行技能练习，并安排教师指导。

在这里，学生也将成为仿真医院的管理者、病人的照顾者、环境的保护者，还将成为评判性思维者、决策者、患者的代言人、科研者、教育者。在这里，每天都有感人的故事发生，是人与机器之间的故事，更是人与人之间的故事。这里是练兵场，学生只有在这里通过练习使技艺娴熟，在真正的战场上才会胜券在握。这里更像磨刀石，学生只有在这里反复磨炼，对抗疾病的“钢刀”才会变得更加锋利。请爱护这里的一切，保持各实训室规范、整齐、清洁。每次课后及时整理打扫。

二、仿真医院的建设

校内护理实训基地是高职护理学生职业技能训练和职业素质培养的基础性建设，也是实现高职人才培养目标的必备条件。由于校园和医院的环境、氛围、管理之间存在着很大的差距，所以学生毕业后与完全陌生的医院文化可能产生的冲突，影响学生对工作岗位的适应。传统护理教育着重学生的理论知识和操作技能而忽略对学生的沟通、协调和人文关怀能力的培养。这和传统的理论、实践教学相分离有着密切的关系。此外，很多护理院校在硬件设施上有很大的改善，但实训基地的软件发展相对滞后，基地只是单纯训练技能。要建立一个教学与临床的“链接点”，改变传统教学模式，让学生在学校内就能感受到医院的环境、文化和管理，注重学生综合素质的提升，让学生“学做一体”，工学结合，实现护生的职业能力和医院的岗位要求零距离对接。在“浙江省新世纪高等教育教学改革”项目和“浙江省科技创新人才计划”项目的支持下，在我校原有华夏护理实践基地的基础上，我们进行了仿真医院建设的实践和研究。

1. 仿真医院的建设内容

（1）提出仿真医院的概念和建设理念。“仿真医院”不仅从整体布局、设施设备上仿照医院，更要从文化氛围、管理运行上参照医院，实现学生学习过程和工作过程对接。因此仿真医院的建设必须坚持职业性、开放性、先进性、教学性和产学研结合。

（2）整体布局的建设。仿真医院分为门诊、急诊、病区、手术室等相关部门。门诊设有导医台和内、外、妇、儿、五官等诊室，还设有 B 超室、检验室、放射科等辅助科室和药房；急诊室配备各种急救设备；病区分为普通病区、ICU 病区、妇产科病区、婴幼儿病区，各病区都设有护士站、治疗室、呼叫系统，病房内设施和医院一样，管道氧气系统和吸引系统等一应俱全，手术室的设置也和医院一样。另外，为了满足教学需要，在每一个楼层都设有多媒体教室和供学生自主学习的电脑，方便学生使用网络教学资源。

（3）设施设备的采购和布置。所有设施设备要参照医院，也要满足教学的需要。床单位装备按照目前三级医院病房规格，除床单位用物外，还有管道化负压吸引、吸氧装置，悬吊式输液轨道，以及其他必需的仪器设备。学生在该区域内练习出入院接待、医嘱处理、交班报告书写、常用护理技能训练等内容。ICU 监护室配有高级护理模型、多功能呼吸机、数码心电监护仪、电击除颤仪、电脑控制心肺复苏模型、输液微泵等。ICU 为重症病人的监护室，对象是危重病人，要求学生在该技能区训练后，加深“时间就是生命”的理念，掌握危重病人监测仪器的正确使用。

（4）职业环境和人文氛围的营造。我们利用各种物理环境，建设“护理长廊”。仿真病区墙壁上挂有护理服务理念、护理前辈的风采、校史等，有“安静”标志的信号灯，有供“病人”休息及活动的内外走廊，再辅以各种专题活动，展示护理的职业文化，以及护理专业的历史沿革及人物事迹，把环境熏陶和文化渗透有机地融入日常教学过程。师生置身其中，能感受到浓厚

的护理人文氛围和学科魅力

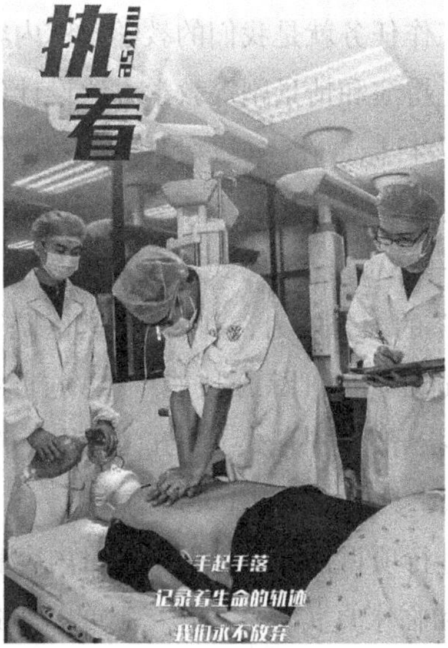

仿真医院的重症监护病房

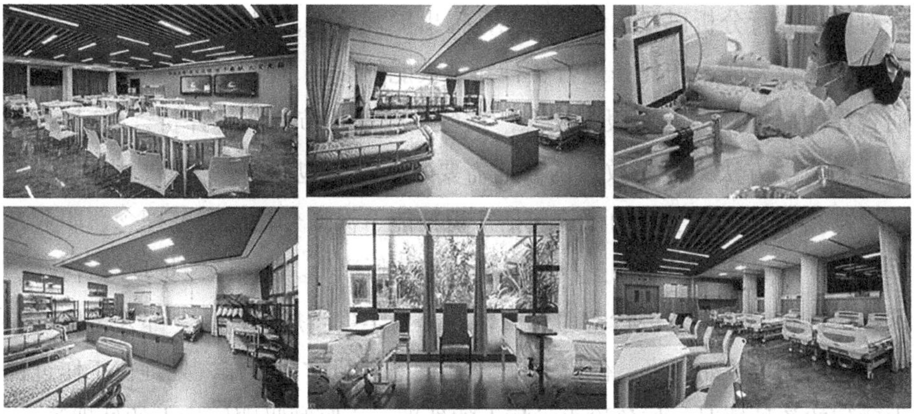

仿真医院的部分实训室

2. 仿真医院的管理运行

（1）“医院化”管理模式。仿真医院实行从主管副院长、护理部主任、病区护士长到病区护士的四级管理体制，各有其明确的工作职责。学生以见习护士的身份参与仿真医院的具体管理。学生分为若干小组，组成病区的护理团队，按病房的排班进行“上班”，在工作过程中遵守各项规章制度，完成各项工作任务。这种工作任务就是我们的教学改革内容。我们利用仿真医院的设施设备，运用角色扮演和情景剧等教学方法设计各种工作情景和工作任务，以完成工作任务为目标，在完成过程中学习相关的理论知识和操作技能。同时培养学生的沟通协调能力和团队合作精神。

（2）“教学做评一体”的教学模式。仿真医院在运行上实行培养学生“防、护、保、康、健”的综合能力，利用“仿真医院”实现教学管理和学生管理的融合。我们挑选了“护理综合技能”“急危重症护理”“围手术期护理”“营养测评与膳食指导”“护理人文”五门基于工作过程的教改课程在仿真医院进行全部的授课，具体包括以下步骤。

先根据工作任务进行项目设计，再根据项目内容利用各种设施设备进行场景布置，以期达到和临床真实工作环境一致的“实景化”的教学场景。运用模型、影像资料或学生的角色扮演创造各种教学案例，以案例引入教学过程。具体的教学过程和临床工作过程一致，按照护理程序步骤实施，让学生对案例进行分析讨论，评估情况，提出护理诊断，制订护理计划即工作任务，围绕着完成工作任务进行各种知识技能的学习，同时培养学生的协调沟通合作能力，渗透人文服务理念，在各个教学环节都实施评价，及时反馈。具体的教学方法则根据教学内容的需要来选择，包括角色扮演、小组讨论、情景剧教学等。对学生的评价包括知识技能、沟通合作、服务理念、职业素养，评价的主体有学生自身、小组互评和老师评价。比如在“护理综合技能”课程中，我们让学生进行角色扮演，一部分学生当病人，另一部分学生以护士的身份上班（如白班、夜班），让学生熟悉各班常规工作，处理在工作过程中碰到的各种情况，如急诊手术病人的处理、心脏呼吸骤停病人的处理等。

同时，让学生根据自身特长和爱好组建兴趣小组，目前有“健康宣教”“仁心推拿”“营养保健”和“心理咨询”四个小组，在指导老师的共同参与下，开展专题实践活动，在活动中提升各种能力。如在学习“营养测评与膳食指导”后，根据当代大学生饮食特点举办相关合理膳食的讲座；在学完颈椎病的推拿和保健后，利用中午休息时间为学校老师免费进行推拿，进行颈椎病高危职业群体自我防护操的培训；开展校内大学生心理卫生知识的调查，根据具体问题举办心理卫生知识辅导讲座；经常举办各种个人和团体的比赛，如“现场创伤急救”“护理职业礼仪”比赛等。在各种活动中让学生学到知识，并把这种知识应用在具体的生活中。

（3）“项目责任制”的社会服务模式。仿真医院先进的设备、完备的功能，有助于学校与医院、社区、社会在人才、技术、信息等诸多方面形成良性互动，为行业的相关科研项目、职业技能培训、职业技能鉴定及考证以及地方卫生保健工作提供全方位的服务。

我们以专人负责，全体参与的形式开展各种社会服务，如技能的培训和考证。目前已开展执业医生、执业护士的操作培训和考核，中级护理员的培训和考核，救护员培训和考核，营养师和按摩师的培训和考核等。在健康宣教体检方面，我们除了参与每年的高校体检、金华市公务员体检外，还承担我校所有新生的体检工作，学生也参与其中部分工作。仿真医院也为各种科研服务提供了平台，医院工作人员利用实验室各种设备开展科研服务。学生社团除了服务学校的师生外，还利用周末服务于社区，这提升了学生的服务意识和职业能力。

（三）仿真医院对护理教育的重要作用

仿真医院搭建了一个“院校融通”的新平台，实现了“教学做评”的良性循环。我校已建成总建筑面积 1.6 万平方米、教仪设备总值 1100 万元、实训岗位 400 人的仿真医院。利用仿真医院这一平台实施“教学做评”一体的教学管理模式，培养学生“防、护、保、康、健”的综合能力，构建与工作岗位对接的“全程式”教学体系，在职业环境下按照工作过程，进行学生综合素质的培养。学生在学校内就能获得一定的临床经验，再经过医院的临床实习，巩固和强化各种技能和能力，在更高层次上实现“院校融通”，从而使学校培养的人才基本满足行业要求。

仿真医院拓展学生能力培养的新途径，提升学生综合素质。仿真医院不但能让学生接触到最新的医疗设施、护理技术手段，还能让学生接受环境熏陶和文化渗透。这不但提高了操作技能，而且增强了人文关怀意识。在国内护理专业的各级各类竞赛中，我校护理学生捷报频传，表现出了良好的职业素养和综合竞争力。

仿真医院开辟了教学改革的新天地，造就了高水准教师队伍。仿真医院为“工学结合”“教学做评一体”的教学改革和课程建设提供了良好平台。在仿真医院建设的基础上，我校共有10门护理专业课程进行基于工作过程的课程改革，开发了“工学结合”“教学做评一体”的教材。其中《临床护理操作规程》为普通高等教育“十一五”国家级规划教材，以及《急危重症护理》《围手术期护理》《营养测评与膳食指导》《护理人文》四本校本教材。仿真医院的建设获“浙江省新世纪教学改革”项目和“浙江省科技创新人才计划”项目的资助，相关的研究成果在《教育发展研究》《中国高等医学教育》等国内杂志发表录用。

仿真医院拓展了对外服务的新领域，获得了良好的社会效应。仿真医院的护理实践基地开拓了对外服务，2007年开始与卫生部合作进行中级护理员培训，已有数千人取得合格证书，与国家劳动社会保障部合作开展按摩师、营养师培训上千人，与金华市红十字会合作向社会提供野外高危作业行业人员急救技术培训数千人，执业护士、执业医师技能培训考核每年1000余人，为社会提供健康咨询及检查服务每年2000人次以上，每年承担高校体检10000人次以上，在提高经济效益的同时增加了学校知名度。另外，由学生组建的“兴趣小组”为其他兄弟院校举办各种健康知识讲座6次，心理开导与咨询百余次，为学校老师按摩推拿数百人次、关节操训练4期，获得了很好的社会效益。

仿真医院初步实现了高职教育校内实训基地从单纯的技能训练场所到全面能力提升、素质提升演习场所的转变；体现了高职教育服务类专业生产性实训的实景化改革；凸显了高等性与职业性的有机结合。同时，初步探索出了一条在当今医疗卫生体制转型及医患关系法治化的情况下，较大规模地培养动手能力强、关爱素质高的临床一线医护人员的新途径及方法。最后，仿真医院初步解决了高效资源的社会化共享，为一线卫技人员的职前、职后继续教育搭建了软、硬件条件充足的良好平台。

仿真医院建设的实践与探索

一、建设背景

校内护理实训基地是高职护理学生职业技能训练和职业素质培养的基础性建设，也是实现高职人才培养目标的必备条件。由于校园环境、氛围、管理和医院之间存在着很大的差距，学生毕业后可能与完全陌生的医院文化产生剧烈的冲突，影响学生对工作岗位的适应能力。并且，传统护理教育着重学生的理论知识和操作技能，而忽略了学生的沟通、协调能力和人文关怀。此外，很多护理院校在硬件设施上有很大的改善，但实训基地发展相对滞后，基地只是单纯训练技能。如何建立一个教学与临床的“链接点”，改变传统教学模式，让学生在校内就能感受到医院的环境、医院的文化和医院的管理，提升学生综合素质，让学生“学做一体”，工学结合，实现护生的职业能力和医院的岗位要求零距离对接。在“浙江省新世纪高等教育教学改革”项目和“浙江省科技创新人才计划”项目的支持下，在我校原有华夏护理实践基地的基础上，我们进行了仿真医院建设的实践和研究。

二、仿真医院的建设内容

（1）提出仿真医院的概念和建设理念。仿真医院是不仅从整体布局、设施设备上仿照医院，更要从文化氛围、管理运行上参照医院，实现学生学习过程和工作过程对接。因此仿真医院的建设必须坚持职业性、开放性、先进性、教学性和产学研结合。通过仿真医院进行教学改革和课程建设，提高学生质量，更好地服务于社会。

（2）整体布局的建设。仿真医院分为门诊、急诊、病区、手术室等相关部门，门诊设有导医台和内、外、妇、儿、五官等诊室，还设有B超室、检验室、放射科等辅助科室和药房；急诊室配备了各种急救设备；病区分为普通病区、ICU病区、妇产科病区、婴幼儿病区，各病区都设有护士站、治疗室、呼叫系统，病房内设施和医院一样，管道氧气系统和吸引系统等一应俱全，手术室的设置也和医院一样。另外，为了满足教学需要，在每一个楼层都设有多媒体教室和供学生自主学习的电脑，学生可以进入学校课程教学资源库。

（3）设施设备的采购和布置。所有设施设备不但要参照医院，更要满足教学的需要。床单位装备按照目前三级医院病房规格，除床单位用物外，还有管道化负压吸引、吸氧装置，悬吊式输液轨道，以及其他必备的仪器设备。学生在该区域内练习出入院接待、医嘱处理、交班报告书写、常用护理技能训练等内容。ICU监护室配有高级护理模型、多功能呼吸机、数码心电监护仪、电击除颤仪、电脑控制心肺复苏模型、输液微泵等。ICU为重症病人的监护室，对象是危重病人，要求学生在该技能区训练后，加深“时间就是生命”的理念，掌握对危重病人监测仪器的使用方法。

（4）职业环境和文化的营造。我们利用各种物理环境，建设“护理长廊”。仿真病区墙壁上挂有护理服务理念、护理前辈的风采、校史等资料，有“安静”标志的信号灯，有供“病人”休息及活动的内外走廊，再辅以各种专题活动，展示护理的职业文化，以及护理专业的历史沿革及人物事迹。师生置身其中，能随时随地感受到浓厚的护理人文氛围和学科魅力。

三、仿真医院的管理运行

（1）“医院化”管理模式。仿真医院实行主管副院长、护理部主任、病区护士长、病区护士的四级管理体制，各有明确的工作职责。学生以见习护士的身份参与仿真医院的具体管理。学生分为若干小组，组成病区的护理团队，按病房的排班进行“上班”，在工作过程中遵守各项规章制度，完成各项工作任务。这种工作任务就是我们的教学改革内容。我们利用仿真医院的设施设备，运用角色扮演和情景剧等教学方法设计各种工作情景和工作任务，以完成工作任务为目标，在完成过程中学习相关的理论知识和操作技能，同时培养学生的沟通协调能力和团队合作精神。

（2）“教学做评一体”的教学模式。仿真医院在运行上实行培养学生“防、护、保、康、健”的综合能力，利用仿真医院实现教学管理和学生管理的融合。我们挑选了“护理综合技能”“急危重症护理”“围手术期护理”“营养测评与膳食指导”“护理人文”五门基于工作过程的教改课程在仿真医院进行授课，具体的授课过程包括以下步骤。

先根据工作任务进行项目设计，再根据项目内容利用各种设施设备进行场景布置，以期达到和临床真实工作环境一致的“实景化”的教学场景，然后运用模型、影像资料或学生的角色扮演创造各种教学案例，以案例引入教学过程。具体的教学过程和临床工作过程一致，按照护理程序步骤实施，让学生对案例进行分析讨论，评估情况，提出护理诊断制定护理计划即工作任务，围绕工作任务进行各种知识技能的学习，同时培养学生的协调沟通合作能力，渗透人文服务理念，在各个教学环节都实施评价，及时反馈。具体的教学方法则根据教学内容的需要来选择，包括角色扮演、小组讨论、情景剧教学等。对学生的评价包括知识技能，也包括沟通合作，还包括服务理念、职业素养，评价的主体有学生自身、小组互评和老师评价。比如“护理综合技能”我们让学生进行角色扮演，一部分学生当病人，另一部分学生以护士的身份上班如白班、夜班，让学生熟悉各班常规工作。在工作过程中碰到各种案例，如急诊手术病人的处理、心搏呼吸骤停病人的处理等，完成这些任务就是教学的主要目的。

同时，让学生根据自身特长和爱好组建兴趣小组。目前有“健康宣教”“仁心推拿”“营养保健”和“心理咨询”四个小组，各兴趣小组在指导老师的参与下，开展专题实践活动，在活动中提升学生的各项能力。如在学习“营养测评与膳食指导”课程后，根据当代大学生饮食特点举办相关合理膳食的讲座；在学完颈椎病的推拿和保健后，利用中午休息时间为学校老师免费进行推拿，进行颈椎病高危职业群体自我防护操的培训；开展校内大学生心理卫生知识的调查，根据调查结果举办心理卫生知识辅导讲座；经常举办各种个人和团体的比赛，如“现场创伤急救”比赛，“护理职业礼仪”比赛等。在各种活动中让学生学到知识，并把这种知识应用在具体的生活中。

（3）“项目责任制”的社会服务模式。仿真医院先进的设备、完备的功能，有助于学校与医院、社区、社会在人才、技术、信息等诸多方面形成良性互动，为行业的相关科研项目、职业技能培训、职业技能鉴定及考证以及地方卫生保健工作提供全方位的服务。

我们以专人负责、全体参与的形式开展各种社会服务，如技能培训和考证。目前已开展执业医生、执业护士的操作培训和考核，中级护理员的培训和考核，救护员培训和考核，营养师和按摩师的培训和考核等。在健康宣教体检方面，我们除了参与每年的高校体检、金华市公务员体检外还承担我校所有新生的体检工作，学生也参与其中部分工作。仿真医院也为各种科研服务提供了平台，医院工作人员利用实验室各种设备开展科研服务，学生社团除了服务学校的师生还利用周末服务于社区，这提升了学生的服务意识和职业能力。

四、仿真医院对护理教育的重要作用

（1）搭建“院校融通”的新平台，实现“教学做评”良性循环。我校已建成总建筑面积1.6万平方米、教仪设备总值1100万元、实训岗位400人的仿真医院。利用仿真医院这一平台实施“教学做评”一体的教学管理模式，培养学生“防、护、保、康、健”的综合能力，构建与工作岗位对接的“全程式”教学体系，在职业环境下按照工作过程，进行学生综合素质的培养。学生在学校内就能获得一定的临床经验，再经过医院的临床实习，巩固和强化各种技能和能力，在更高层次上实现“院校融通”，从而使培养的人才基本满足行业要求。

（2）拓展能力培养的新途径，提升学生综合素质。仿真医院不但能让学生接触到最新的医疗设施、护理技术手段，还能让学生接受环境熏陶和文化渗透。这不但提高了操作技能，而且增强了人文关怀意识。在国内护理专业的各级各类竞赛中，我校护理学生捷报频传，表现出了良好的职业素养和综合竞争力。

（3）开辟教学改革的新天地，造就高水准教师队伍。仿真医院为“工学结合”“教学做评一体”的教学改革和课程建设提供了良好平台。在“仿真医院”建设的基础上，我校共有10门护理专业课程进行基于工作过程的课程改革，开发了“工学结合”“教学做评一体”的教材，其中《临床护理操作规程》为“十一五”国家规划教材出版，《急危重症护理》《围手术期护理》《营养测评与膳食指导》《护理人文》四本为校本教材。仿真医院的建设获得了“浙江省新世纪教学改革”项目和“浙江省科技创新人才计划”项目的资助，相关的研究成果在《教育发展研究》《中国高等医学教育》等国内杂志发表录用。

（4）拓展对外服务的新领域，获得了良好的社会效应。护理实践基地开拓了对外服务业务。我校仿真医院2007年开始与卫生部合作进行中级护理员培训，已有423人取得合格证书，与国家劳动社会保障部合作开展按摩师、营养师培训786人，与金华市红十字会合作向社会提供野外高危作业行业人员急救技术培训372人，执业护士、执业医师技能培训考核每年1000余人，为社会提供健康咨询及检查服务每年2000人次以上，每年承担高校体检10000人次以上，在提高经济效益的同时增加了学校知名度。另外，由学生组建的“兴趣小组”为其他兄弟院校举办各种健康知识讲座6次，心理开导与咨询百余次，为学校老师按摩推拿数百人次，关节操训练4期，获得了很好的社会效益。

五、结论

仿真医院初步实现了高职教育校内实训基地从单纯的技能训练场所到全面能力提升、素质提升演习场所的转变；体现了高职教育服务类专业实训的实景化改革；凸显了高等性与职业性的有机结合。同时初步探索出一条在当今医疗卫生体制转型及医患关系法治化的情况下，较大规模地培养动手能力强、职业素质高的临床一线医护人员的新途径及方法。最后，仿真医院初步解决了高效资源的社会化共享，为一线卫技人员的职前、职后继续教育搭建了软硬件条件均充足的平台。

参考文献

[1] 胡野，李旭升．“仿真医院”构建的理论与实践 [J]. 中国高等医学教育，2006，(12)：57-58.

护理临床思维能力及其培养路径研究

不管是护理教育者还是护理从业者，都认为临床思维能力是护理人员胜任岗位的重要核心能力之一。它包括评判性思维、系统思维、逻辑思维与循证思维等，具体表现为护士能在复杂的临床情景中正确运用护理程序，给出病人各阶段存在或潜在的健康问题的解决方案，并根据护理结果动态修正，最终满足病人的健康服务需求，反映的是护理人员的综合职业能力。从目前的文献综述来看，临床思维能力的培养方法研究较多，对临床思维能力的内涵辨析和培养路径的研究较少，导致在护理教学中缺少培养的针对性和有效性。因此，下面从思维到临床思维再到护理临床思维，从概念、内涵再到培养路径进行阐述。

一、思维的概念和分类

思维是人类大脑能动地反映客观现实的过程，是人类在认识世界的过程中进行比较、分析、综合的能力，是人类大脑的一种机能。思维是人的心理过程中最复杂的心理现象之一。我们从小就听人说，谁谁谁比较聪明，谁谁谁很有智慧，聪明、智慧这些词在某种意义上代表了思维的能力。

在临床上我们通过望闻问切来判断病人的病情。我们看到的是病人的精神状态、脸色、舌头、步态等，闻到的是气味，摸到的是脉搏、皮肤温湿度等，但判断的是病人身体内部脏器的功能状态。这就是一种典型的思维过程。

思维是一个主观的动态过程，其过程只有思考者自己知道。思考者将其思维用语言表达出来或用行为展示出来，我们才知道思考的结果。

个体在具体的思维过程中存在差异，主要表现在思维的深刻性、独立性、逻辑性、批判性和灵活性。思维的深刻性主要是指能否透过现象看本质。有的人只看到事物的表象，有的人能透过事物错综复杂的现象深入到事物的内在本质，去伪存真。临床上有的医生头痛医头，脚痛医脚，显然是思维的深刻性不够。护理人员亦是如此，一个病人体温升高，如果看到的只是体温这个表象，做的只有退热等对症处理；但如果通过体温升高看到的是机体的炎症反应、应激反应和免疫反应，能做的就有很多。

思维的独立性是指个体是否能不依赖他人的帮助，不依赖现有的答案和方法，去独立分析问题、解决问题。护士在临床上总被定义为医生的助手，很多时候对护理人员的思维独立性要求并没有那么高。其结果就是护士的思维独立性越来越差，护理的专业性得不到提升，护理的学科发展受到了局限。

思维的逻辑性反映了个体能否遵循逻辑顺序，无论是分析、综合还是判断、推理，是否有根据，有条理，前后一致，层次清晰。护理人员思维的逻辑性直接反映在护理方案的制订和护理措施的实施上。在临床上，有的护士做事条理清晰，方案制订科学合理，忙而有序。而有的护士工作逻辑性不强，忙且乱，容易出现医疗事故。

思维的批判性反映个体在思维过程中是否能以客观事实为依据，以客观现实为出发点，严格根据客观标准判断是非与正误，能正视自己的不足，能对自己做出实事求是的评价，不仅以批判的态度缜密分析与检查自己的不足，还能及时做出修正和完善。一个单位可能同一批入职的人员有很多，但三年之后高低就显现出来了，最主要的区别在于是否有批判性思维。我从事护理教师工作的前两年，每一次课后我都会反思自己的教学存在哪些不足，学生对教学活动有什么样的反应，应该做哪些调整。最近两年我也在带年轻教师，每次听课后我都会告诉她们要重视课后的反思，要有批判性思维。

思维灵活的个体善于根据情况变化及时修改方案，并能及时迅速地提出解决新问题的有效方法与路径。我上的课程是“急危重症护理”，对应的岗位是院前急救护士、急诊科护士和重症监护护士，这几个岗位最核心的能力就是思维的灵活性。所以在课堂上我会强调急救的基本原则，但具体的做法从来没有标准。只有具有灵活的思维，具体情况具体分析，才能当一名好的急救护士。

我们平时经常会听到线性思维这个词。所谓线性思维是指简单的一因一果的关系。比如在我们成长的过程中经常听到妈妈唠叨：孩子你要好好学习，不好好学习你就考不上重点高中，考不上重点高中你就考不上好大学，考不上好大学就找不到好工作！这就是典型的线性思维。在临床护理工作中最不能有的就是这种线性思维。人体是宇宙中最为精密的“仪器”之一，一种症状体征的出现可能有无数种原因。

和线性思维对立的就是非线性思维了。非线性思维日常生活中并不少，尤其是在比拼智力的游戏中。现在，人们的非线性思维方式越来越强。这是因为信息技术飞速发展，大量的信息摄入人脑，需要强化非线性思维方式。在临床上，我们同样要用非线性思维理性分析病人的症状和体征。

在临床护理工作中我们经常听到辩证思维这个词，那么什么是辩证思维？它有哪些具体的方法呢？辩证思维要求观察问题和分析问题时，以动态发展的眼光来看问题。认为事物一般不是“非此即彼”“非真即假”，而是可以在同一时间里“亦此亦彼”“亦真亦假”的状态。归纳和演绎是最初也是最基本的辩证思维方法。归纳是从个别上升到一般的方法，即从个别事实中概括出一般的原理。演绎是从一般到个别的方法，即从一般原理推论出个别结论。我们在教学中教的内容都是从临床案例中归纳提升出来的，而学生在实际工作中却是从一般到个案的演绎过程，这就需要教师在课堂上通过案例分析、案例讨论进行演示和传授。分析和综合是把握事物本质的辩证思维方法。分析是在思维过程中把认识的对象分解为不同的组成部分、方面、特性等，对它们分别进行研究，认识事物的各个方面，从中找出事物的本质；综合则是把分解出来的不同部分、方面按其客观的次序、结构组成一个整体，从而认识事物的整体。分析和综合的客观基础是事物整体与部分、系统与要素之间的关系。这几年的职业教育课程建设其实就是分析与综合的过程。先从工作任务中分析出能力需求，再综合各项能力需求设置不同的课程。抽象和具体是辩证思维的高级形式。抽象是对客观事物某一方面本质的概括或规定。思维具体或理性具体是在抽象的基础上形成的综合，它不同于感性具体。感性具体只是感官直接感觉到的具体。而理性具体则是在感性具体基础上通过思维的分析和综合，达到对事物多方面属性或本质的把握。由抽象上升到具体的方法，就是由抽象的逻辑起点经过一系列中介，达到思维具体的过程。所以要在工作场景中通过具体的工作仪器、工作任务来教学，在教学中教师要给以引导和总结。

最近几年，医疗服务行业非常强调循证思维，并形成了一种新的循证医学（evidence-based medicine, EBM），即遵循证据的医学。这是国际临床领域近二十年来迅速发展起来的一种新的医学模式。其核心思想是：任何医疗决策的确定，都应基于客观的临床科学研究依据；任何临床的诊治决策，都必须建立在当前最好的研究证据、临床专业知识和患者的价值的基础上。这种临床医学新模式，强调最佳证据、专业知识和经验、患者需求三者的结合，并且指出三者缺一不可，相辅相成，共同构成循证思维的主体。医学的循证化要求临床医生从更多方面来把握疾病，把握医患关系。其结果是医生和患者形成诊治联盟，使患者获得更好的临床结果和生活质量。

循证护理（evidence-based nursing，EBN）是受循证医学的影响而产生的护理新理念。过去的几十年，护理学科发生了巨大的变化，如开展以病人为中心的整体护理，用批判性思维寻求最佳护理行为，实施全面护理质量改进程序，以最低的成本提供最优质的服务等。同时，有关临床实践和健康服务的护理研究论文显著增多，且护士掌握了用计算机文献检索的方法，这些变化极大促进了循证护理的发展。在我国，四川大学华西医院于1999年首先开始对护理人员进行循证实践的相关培训，并将循证护理的方法应用于临床实践。复旦大学护理学院于2004年11月成立国内第一个循证护理中心，致力于推广循证护理实践，进行证据转化、证据传播、证据应用，翻译并传播“最佳护理实践临床指南”，以推动我国临床护理实践的发展。循证护理，即以有价值的、可信的科学研究结果为证据，提出问题，寻找实证，用实证给病人实施最佳的护理。它包含了三个要素：可利用的最适宜的护理研究依据；护理人员的个人技能和临床经验；病人的实际情况、价值观和愿望。这三个要素必须有机地结合起来，树立以研究指导实践、以研究带动实践的观念，护理学科才能进步。同时，专业护理人员的经验积累也是护理实践不可缺少的财富。整体护理的中心理念就是要以病人为中心，从病人的实际情况出发，这同样也是循证护理的基本出发点。如果只注重统一化的所谓最佳行为，就会忽视个体化的护理。

2018 年，美国护理科学院正式发布增选的院士名单，复旦大学护理学院院长、复旦循证护理中心主任胡雁教授当选为美国护理科学院院士，以表彰她在循证护理和健康照护领域中做出的杰出贡献。我在第二军医大学读研期间就聆听过胡雁教授的讲座，她渊博的知识、清晰的语言表达和踏实的工作作风都让我折服。目前胡雁教授作为复旦大学护理学科带头人，带领护理学科团队，依托学校的多学科优势和丰富资源，以及实力雄厚的附属医院临床基地，积极推动院校协同发展，致力于培养具有国际视野的高素质、创新型护理人才，加强科研团队建设，积极开展护理科研，大力推进了学科的发展。胡雁院长带领的护理学科团队先后建立了一“复旦大学护理科研基金”、加入了“CMB 中国护理联盟和“东亚及东南亚护理联盟”，成立了“复旦大学 Joanna Briggs 循证护理中心”“上海市循证护理中心”和“复旦—徐汇养老研究培训中心”，创先探索“循证护理实践”在中国的发展，积极加入全球健康项目，开展国际交流和项目合作等，为学科发展奠定了坚实基础。

二、护理临床思维的特点

护理的服务对象是活生生的、具有社会性的人。人比其他自然科学的对象要复杂得多。认识对象的复杂性决定了认识任务的特殊性，因此和其他领域的研究方法相比，临床思维便具有一些明显的不同。

护士和病人存在专业上的鸿沟。护士是护理认识和行动的主体，在临床思维中起主导作用，但这只是事情的一个主要方面；另一方面还要看到，病人是具有主观能动性的人，在许多情况下，病人能够有意无意地参与临床思维。作为认识客体的病人，他对病痛的感受和叙述、对病因病程的设想等，都可以为我们的思维提供素材。对护理措施的实施有一定的作用，这就是病人主体性的表现。在治疗中，病人的主体性也很突出，他不仅是一个被治疗护理的对象，而且他自己也参与治疗护理。医护人员提出的治疗护理方案，需要有病人的配合或者签字同意后才能付诸实施。病人的主体性作用，对整个治疗护理过程有直接的影响。在临床上必须同时注意病人的客体性和主体性，既注意研究疾病的客观表现，又注意对病人主观能动性的调动和正确引导。因此，护理临床思维在内容上存在双重性。

1. 个体性

护士护理的是具体患病的个人。疾病固然有共同的特征和规律，但它在每一个病人身上的表现都会有所不同。因此在护理具体病人时，切不可照搬书本理论，犯教条主义的错误。“从没有见过两个表现完全相同的伤寒病人”“每一个病人都是一个独特的个体，每一例病人的诊疗、护理过程都是一次独特的科学研究过程”。这些话强调临床思维的个体性。当然这不是否认共性规律的指导作用，而是强调从每一个病人的实际出发来认识一般规律的特殊表现，通过个体病人的研究来验证、应用，以丰富、发展一般性的理论。

2. 时间的紧迫性

救死扶伤的临床工作有很强的时间性，特别是对急重病人，必须在很短的时间内做出判断并采取措施。这就决定了临床判断往往要在几个关键证据的基础上做出，要求我们学会透过现象看本质，学会找到关键证据。疾病的发展是一个逐步暴露其特点的自然历程，而我们不能等待这一自然历程的充分展开——那时患者可能已经面临死亡，或是不胜痛苦。

3. 动态性

临床思维的认识对象是活的病人，是不断发展变化着的疾病。这就要求我们的认识具有明显的动态性。护理问题找出来了，还要不断验证，因为随着病程的发展，可能要改变或增加新的问题。实施了治疗措施，还要不断观察患者的种种反应，随机应变——注意调整方案。如果护理人员的思维停滞、僵化，会导致一些差错或事故。记得那年在急诊室上班，有机磷农药中毒病人使用阿托品，每15分钟一次，因为护士没有及时观察病人，一直按照医嘱用药，最后导致阿托品中毒引起病人病情恶化。所以，护理临床思维不是一次完成的，而是一个反复观察、反复思考、反复验证的动态过程。

4. 复杂性

在临床护理过程中既要有辩证思维、循证思维，又要有所谓的“直觉”“意会”之类的非逻辑思维。人们常说医学、护理学既是一门科学，又是一种艺术。艺术在很大程度上就是非逻辑的。有些人共情能力强，能够感同身受，能够很快辨别出病人的关键问题。这有天赋之别，但更多的是实践后的思考和经验积累。目前大家都认同病人作为医疗护理的服务对象，除了生物生理属性，更重要的是其社会心理属性。从评估、诊断到具体实施其过程不仅要有逻辑推理的过程，更要考虑到家庭、伦理和社会经济等内容。各种各样的感情因素（医生的、病人的、病人家属及单位的等）和价值因素，都有可能影响到护理的认识和判断。正因为如此，不能仅仅在生物学模式的范围内考虑护理临床思维及其培养，而应在“生物–心理–社会医学”模式的、更广阔的范围内来研究和提高护理临床思维。

5. 周期短、重复多

和其他科学研究的思维相比，护理临床思维具有周期短、重复机会多、结果揭晓快的特点。医护人员要在比较短的时期内，多次重复从理性抽象到感性具体再到理性思维的过程，并有机会用实践的结果反复检验自己的主观认识是否同客观实际相符，这对于提高临床思维能力很有帮助，应当自觉地加以利用。尤其是急危重症护理，抢救病人都是生死一线间，病人刚来的时候不知道具体情况，要根据所学的抽象知识先有一个大概的判断，再通过对病人的评估和急救获得具体的感性认知。判断正确与否很快就有结果反馈，要根据结果验证思维是否正确。在一次又一次的实践中，医护人员才能不断成长。

良好的思维来自实践。在临床实践中，善于思考、善于总结经验教训者，往往能够脱颖而出。这是由于他们利用了临床认识运动周期短、重复多、见效快的特点，通过较短时期的实践活动，充分锻炼了自己的辩证思维能力，迅速补充了知识与经验的不足之处。有了在实践中深入分析思考的自觉性，就可以使自己的一次实践超过盲目者的多次实践。

三、护理临床思维能力的培养路径

护理的服务对象是人，因此要求也高，这要求护士具备整体系统思维。首先，要将病人表现出来的症状和体征与病人的心理、生理和社会状态相联系；其次，要根据病人情况灵活运用多种思维方法，尤其是通过表象找到关键问题的辩证思维方法和以证据为基础的护理措施实施的循证思维方法；最后，护理临床思维能力还要求有融合的思维类型，包括实施各种护理操作的直观动作思维、通过病人的表现分析其病理生理变化的具体形象思维和抽象逻辑思维。通过以上的分析我们可以归纳出护理临床思维能力其实包含三个维度：一是整体系统思维，二是以辩证思维和循证思维为特征的综合思维，三是融合直观动作思维、具体形象思维和抽象逻辑思维。这样，我们才能在教学中进行有针对性的思维能力培养。

正是因为护理临床思维能力有这样的要求和特点，所以在教学培养过程中要进行认真设计。在内容维度上从症状体征思维到疾病思维再到系统思维到最后“人”的整体思维。在思维方法上从普通的分析归纳、演绎推理到专业的辩证思维和循证思维。在思维类型上要基于学生的学情分析，多选择视频类的教学资源，通过案例教学、角色扮演和情景模拟等教学方法培养学生直观动作思维、具体形象思维和抽象逻辑思维的综合运用。

现在学校招教师的学历要求高，最好是博士，最低是硕士。护理专业的博士培养规模小，像我们这样的高职院校吸引力不够，每年招进来的都是护理硕士。这批老师从学校到学校，没有做过临床，不知道护理的岗位任务是什么，不知道具体的护理流程怎么做，在教学中培养学生的护理临床思维有些力不从心。我听了很多年轻老师的上课，照本宣科是常态，教学中低头看电脑，和学生没有眼神交流，更不敢有互动讨论，怕学生提出的问题答不出来。这样的教学怎么能培养临床思维能力？

学校为了提高年轻老师的专业能力，规定每年要下临床。但只要不是真正的顶岗实践，老师们的专业能力就不能有明显的提升。每次下临床听听医生查房就结束，不具体管病人，不去做具体的护理操作。加上年轻老师入校后有教师的规范化培训，还要当班主任，事情多，压力大，三年很快就过去了。从这个角度分析，我个人更倾向于从医院选调一批喜欢教学的护理人员到教师队伍。

在教学过程中让学生有实践、有体验、有感悟是培养临床思维能力的关键。基于这样的培养路径我们可以采用的教学方法有案例教学法、角色扮演教学法、情景教学法和虚拟仿真教学法等，这些都是行动导向教学法。目前在护理教育中最常用的是案例教学法。

案例教学法一般运用的是临床典型案例。在这个案例中，至少包含符合教学内容的一些问题，同时可能存在多发处置方案及处置路径，并且有关键问题的解决方法。案例式教学法以临床案例为基础，师生共同参与，共同讨论，评估、分析并找出问题，然后提出解决问题的措施。教师在教学过程中起导向作用。通过教师的引导与学生之间的交互作用，来提高学生分析问题、解决问题的能力。

案例教学是一种开放式、互动式的新型教学方式（法）。通常，案例教学事先要周密地策划和准备，要使用特定的案例并指导学生提前阅读，要组织学生进行讨论，反复互动与交流。且案例教学一般要结合一定理论，通过各种信息、知识、经验、观点的碰撞来达到深入讲解理论和启迪思维的目的。在案例教学中，所使用的案例既不是编出来的故事，也不是阐明事实的事例，而是为了达成明确的教学目的，基于一定的事实而编写的。它用于课堂讨论和分析，能使学生有所收获，从而提高学生分析问题和解决问题的能力。

我的教学流程一般是这样的：首先在整体框架下学习单个知识点和技能点；再运用载体融合运用知识点和技能点；然后关注核心问题进行辩证分析，运用循证思维找到解决方法；最后经过实践检验，形成思维通路。因此案例教学要有相应的环境营造、实践教学设计。这两年，仿真医院在这方面有较好的硬件支持，能支撑案例教学的开展。

在教学实践中，我归纳了以下几种案例教学的讨论方法和其对应的思维培养。

案例教学方法及临床思维

案例讨论法	临床思维的培养
“层层剥笋”式的案例讨论	线性思维
“步步推理”式的案例讨论	递推法、线性思维、比较思维
“巧找关键”式的案例讨论	究根思维
“假设试行”式的案例讨论	聚合平衡化思维、因果思维
“换位思考”式的案例讨论	逆向思维
“反向琢磨”式的案例讨论	辩证思维
“证据支撑”式的案例讨论	循证思维

当然培养学生临床护理思维最有效的方式一定是实践。早临床、多临床和反复临床是培养学生思维能力的最有效途径。但如今学校办学规模化，学生数逐年增加，而医院病人自我保护意识逐渐增强，导致学生下临床真实践的机会越来越少。怎么解决这个问题，我相信是所有护理教育者都在考虑的。我个人觉得用微视频、虚拟仿真软件是解决方法之一。我偏好于用这两年的影视作品开展我的案例教学，我最喜欢的是《实习医生格蕾》这个反映医院外科医生的美剧。我从这个美剧中截取了二十几个教学片段，里面包含具体案例情景和具体的处置过程，我在教学中通过播放视频，然后展开讨论：做得对不对？为什么？你会怎么做？用一系列问题引导学生思考，培养学生的临床思维。

书上得来终觉浅！真正培养学生综合职业能力，提升思维能力的关键还是在8个月的临床实习。可惜有的学校不够重视实习，觉得学生下临床了，培养任务移交给医院了，而医院最主要的职责是救治病人，实习生主要作用是帮忙跑腿，减轻工作量。正是看到了这个问题，我校最先联合医院开发了系列临床实习导学教材，提出了专科研修小讲课制度，给每一个科室的带教老师规定了小讲课的内容、要求和标准。但由于受到时间和空间的影响，目前该制度主要在金华本地的几家医院实施。希望该模式能通过信息化手段能在全国各实习医院普及推广，切实提高学生的临床思维能力，保证护理服务质量，助力健康中国。

高职护理学科教学与行动教学有机融合的必要性及有效性

一、背景：护士职业迎来发展性机遇

2019 年 5 月，在瑞士日内瓦举行的第 72 届世界卫生大会上，2020 年被定为“国际护士和助产士年”。世界卫生组织总干事谭德塞博士表示，国际护士和助产士这两种卫生专业人才对全球人民的健康而言是无价之宝。没有护士和助产士，我们将无法实现可持续发展目标和全民健康覆盖。同年，《柳叶刀》杂志发表了题为“2020: unleashing the full potential of nursing”的评论文章，指出要充分意识到护理巨大价值的发展目标，全球现约有 2000 万名护士和 200 万名助产士，占全球卫技人员总数近一半；在应对人道主义危机和气候变化等挑战，特别是提供生命全周期照护方面，护士具有独特的优势；护士一直处在卫生促进和预防的第一线，可以高效经济地提高非传染病的服务覆盖面。

在我国，护士在健康中国战略中同样起到关键性作用，尤其在应对老龄化社会进展、慢性病的预防和管理等方面。在 2020 年的新冠疫情中，护士占抗疫医护人员总人数的 68%，在挽救生命、降低病死率，促进康复、提高治愈率，心理抚慰、提高生存质量等方面做出了积极的贡献。护士用其专业能力和职业精神赢得了肯定和尊重。

目前，我国高职高专培养了近半数护理人才。在护理职业发展充满希望和挑战的今天，提高教学质量，提升护理人才的专业能力是护理教育者的本职和追求。

二、现状：高职护理教育面临结构性矛盾

1. 培养规格与职业要求有差距

医疗卫生行业对护士的职业要求可以总结为能提供优质护理服务。优质护理服务是指以病人为中心，强化基础护理，全面落实护理责任制，深化护理专业内涵，整体提升护理服务水平。其内涵是“三位一体”，具体指娴熟的护理操作，准确及时的病情观测、判断与分析，心灵的关爱与沟通。从其内涵来看，目前高职护理培养技术技能型人才的定位是符合行业要求的。但从培养规格分析，尚存在“缺位”倾向。具体表现为强化了操作，弱化了观测、判断与分析，虚化了关爱与沟通。

临床上好医护人员的要求是思维缜密、技能娴熟、关爱病人。一个是思维的艺术，一个是指尖的艺术，一个是心灵的厚度，它们需要实践和反思，与专业学习、文化熏陶、服务理念、社团活动、环境设计、个体成长以及身心禀赋息息相关。

从课程设置、课时安排看，高职护理教育存在的问题是哲学思考、心理学基础和医学基础知识的弱化。高职护理共 3 年的培养时间，其中还要满足 8 个月的临床实习。除了专业课程的学习外，还要完成教育部规定的思政课程、体育课程、劳动课程和英语、计算机等。为了满足护士执业考试的大纲要求，课程设置以考试大纲为基本标准，导致和考试无关的哲学、人文和心理等课程没有开设的空间，即便是基础医学也不断被压缩。

从教学活动看表现为三“职”联动能力的缺失，缺少将职业能力、职业认同和职业承诺融合的教学载体。课程思政目前已经 100% 开展，但在具体实施中流于讲故事、喊口号和贴标语等形式，真正做到在专业教学中融入职业认同、职业承诺的教学改革尚在探索中。

2. 能力要求与岗位胜任有偏差

护理工作岗位胜任的标准是能实施全人照护，从生理、心理、社会、文化的角度全方位提供健康指导、疾病护理、心灵关爱等。目前对学生的能力要求重在技能，且关注操作流程和工具的使用，表现出操作流程与心智技能的不匹配。心智技能是通过学习而形成的，是一种在人脑中进行的认知活动方式。很多护理职业技能具有诊断性和治疗性相融合的特点，因此要求在操作过程中要融合专业知识、心理、思维和操作行为，体现职业态度、职业行为、心理素质和审美意识。

目前，高职护理教育注重学生技能学习而忽略其智能形态的培养。技术是方法、手段、工具和技能技巧的综合，包括三种要素，即器物形态、工艺形态和智能形态。器物形态指设施与设备等工具；工艺形态指操作技巧，包括方法、步骤、策略及行为规范、效率等；智能形态指操作的理念，操作准确性的判断，思维能力及解决问题的能力。但在目前的教学中，教师关注的是器物形态和工艺形态的培养。器物形态主要是一些简单的仪器和设备，而临床上最先进的、昂贵的仪器设备学校不可能购买。因此在培养过程中我们学生反复训练的是那些技术含量相对较低的操作，比如铺床、口腔护理、皮肤护理等，真正对接行业发展只能通过医教协同、床边教学、临床见习和临床实习才能实现。工艺形态对护理学生而言，的确很重要，但其关键在于基本原则的掌握，比如说无菌原则、无伤害原则等，而不是规定的步骤和次序，因为临床上每一个病人都是独一无二的个体，具体的操作一定要结合病人的具体情况，这就要求学生具备智能形态了。智能形态就是学生的思维能力，不仅要知道怎么做，更要知道为什么这么做，能结合病人的具体病情和个人情况做出调整和修正。

三、方法：学科教学与行动教学的融合思考

1. 职业对象思维类型及特点

高职学生形象思维能力较强而抽象逻辑思维相对较弱。形象思维能力强

者，善于用具体形象（表象）来解决问题，常以形象作为思维过程的衔接，不会脱离整体形象去认识事物，其思维总是与情景紧密相关。

2. 学科教学与行动教学的比较

学科教学是建立在“指导优先”的教育哲学基础之上的，其教学是“内容中心”。其教学过程是基于指导的，描述和解释意义的“教”，教师主动存在；是基于复制、再现和接受意义的“学”，学生被动存在；是基于系统、目标和知识意义的“景”，情景模糊存在。

行动教学则是建立在“建构优先”的教育哲学基础之上的。其教学是“情景中心”，在教学过程中是基于行动，生成和建构意义的“学”，学生主动存在；是基于支持、激励和咨询意义的“教”，教师反应被动存在；是基于整体、过程和实践意义的“景”，情景真实存在。

职业教育单纯性学科教学的弊端表现为传授的知识内容抽象，脱离背景，思维策略与学习策略的应用少。所“学会”的知识实质上仅是一种书本的、“形而上”且与解决实际问题无关、只重在储备记忆的知识。职业能力若与情景无关，仅被表述为一种显性的能力“目录”，则知识的迁移将不存在。

行动教学是由实践情景构成的，以过程逻辑为中心，强调整体教学行动与典型职业行动的整合，又称行动教学体系。它以学习理论为基础，强调行为实践对学习的指导，寻求学习的最佳效果，追求学生行为表现的教学目标，以师生及生生之间互动的合作方式，强调学习中学生自我构建的行动过程。

学科教学与行动教学有机融合是建立在“建构与指导双优先”的一体化教育哲学基础之上的。其教学是“情景中心”，是基于主动，自调、建构以及情景、引导、社会化意义的“学”；是基于激励、支持、咨询及指标、描述、解释性意义上的“教”；是基于项目、案例和问题意义的“景”。

四、实践：行动教学的有效性实施

行动教学常用的教学方法有案例教学法、项目教学法、仿真教学法、角色扮演教学法等。从目前高职院校的实施现状看，案例教学是目前使用最广泛、最经济、最便捷的教学方法，但也存在一些误区。很多教师使用案例教学就是在上课之前用一个案例导入，但后面的教学和案例没有任何联系，这样的案例教学不是真正意义上的案例教学，只能叫案例导入教学。

案例教学法的实施要点包括以下几个方面。

1. 临床案例的收集和教学化改造

根据教学内容收集临床案例。该案例至少包含符合教学内容的一些问题，同时可能存在多种处置方案及处置路径，并且有关键问题的解决方法。案例具有一定的综合性和启发性，能激发学生探究分析的热情。临床案例收集后还需根据教学目标和教学设计进行教学化改造。为了培养学生的整体性思维，需加上病人心理、文化、社会的相关内容；为了培养学生的辩证思维能力，我们重点收集临床上误诊、误护、错治等案例。

现在很多院校的护理教师忙于教学，根本没时间下临床，更没时间花大量的时间和精力去选择和改造案例。因此在教学中我们随处可见的是小李、小王的案例主角，病人的病情是静态不变的，这样的案例根本起不到案例教学的作用。

我们学校为了有效收集临床典型案例，通过兼职教师队伍的结对制，让兼职教师在工作中收集有教学意义的案例，再通过课程组的教研活动在原案例基础上结合教学目标进行教学化改造。改造的路径分为横向综合法和垂直分解法两种。横向综合法是指依据教学目标将多个案例的素材综合在一个案例中，尤其是心理、社会层面的综合，让学生通过案例的学习不仅能学到专业知识技能，更能体会到心理和社会因素在治疗护理中的重要性。垂直分解法则是在完整的案例动态变化过程中，选择最具代表性的情景，去除无关紧要的情景，让教学更聚焦。

此外，我们还让学生在临床实习期间收集让其感触最深的案例，从学生的视野来选择案例，并利用信息化手段收集图片资源、视频资源等，丰富案例的呈现形式。随着护理岗位的外延和拓展，案例内容全面覆盖护理主要岗位任务，从临床护理到社区护理、养老护理、康复护理；案例类型全方位地满足了教学需要，有真实案例、教学案例、考核案例和拓展案例；案例呈现方式多元化，包括文本案例、视频案例、虚拟仿真案例等。

2. 案例教学的具体实施需结合教学内容和教学条件

案例教学实质是通过临床医护人员对案例的处置和护理，分析其科学性、合理性或者是存在的问题和不足，在他人处置的基础上进行归纳总结提炼和反思的过程。目前依据课程性质和教学环境的不同，案例教学的实施过程有些差异。

（1）理论课程在教室实施基于“问题链”的案例教学

根据课程性质的不同，我们总结和梳理了基于问题“层层剥笋式”“步步推理式”“巧找关键式”“换位思考式”“反向琢磨式”等教学方法，遵循临床思维综合能力形成的规律，以课程知识点、技能点为脉络，以案例演变的理论体系为导向，由表及里、由浅入深，力求举一反三、触类旁通，注重知识的深度和广度。

公共基础课程结合专业案例进行讲解能起到事半功倍的作用。比如“毛泽东思想和中国特色社会主义理论体系概论”是高职护理专业公共基础课程模块中的必修课程。护理专业的课程教学结合“毛泽东思想和中国特色社会主义概论”课程中卫生健康事业发展新需求，结合目前养老的社会热点，通过社会养老的典型案例，把思政课程和专业内容有机结合，把维护人民群众健康作为践行初心使命，培养具有为民服务的责任担当的新时代护理人员。

专业基础课程教学中，通过临床案例，从症状和治疗护理引申出为什么，从疾病的症状和体征引出其解剖基础是什么，生理功能是什么，疾病的病理改变是什么，从治疗和护理引申发病机制、药物的作用机理等，而不是单纯地讲解概念。

专业基础课程要打破原来以知识系统为主导的教学章节内容组织，紧扣护理岗位任务，重构教学项目，凸显基础课程为专业服务的基本理念。我们以护理岗位任务——“用药”为例，要明确临床用药的方法有口服用药、皮下注射、肌内注射、静脉注射、气道用药、骨髓腔用药等，这些用药方法都涉及相应的解剖、生理知识。依据这些内容，收集案例，并将其整理成用药相关的教学案例，以案例为载体，融合多课程知识，提升学生临床思维能力。

专业课程教学根据典型案例的情景发展整合相关知识点和技能点，通过案例讨论将临床基础知识、心理知识和其他学科知识进行融合分析，培养学生的临床思维能力。同时提升其语言的表达能力和团队的合作能力。如基础护理——“用药”的项目教学，通过一个案例，依据病情轻重，从最初的口服用药，到注射用药，到气道用药和骨髓腔给药，结合具体情景学习每一种用药的相关知识。

（2）实训课程在实训室实施基于“任务链”的案例教学

通过创设案例情景和小组的角色扮演，实现生生互动、师生互动，培养学生的团队合作能力，依据学情特点和课程内容我们开展了“试着做—带着做—放手做”和“看我做—跟着做—独立做”的任务链教学流程。

如“护理综合实训”中，通过某临床典型案例创设了使用青霉素的用药情景、病人用药过程中出现过敏性休克的抢救情景、病人家属在抢救过程中的心理失控情景和出院后健康宣教的情景，让学生扮演病人、家属、医护人员，按照情景的复杂程度，先让学生试着做，再针对学生试着做中存在的问题进行讲解和演示，教师带着学生按照规范流程做，最后让学生放手做。对抢救情景，教师先进行讲解和演示，再带着学生实施抢救操作，最后让学生独立完成操作。在这样的学习过程中，学生体验工作过程和工作情景，教师有效引导和传授专业知识技能，学生学习了心理支持和健康教育的实施方法，同时获得了良好的沟通和合作能力。

在“急危重症护理”教学中，我们通过模拟典型的案例情景，从院前急救到院内急诊救护到重症监护实施角色扮演，在教学中融入社会热点问题如“老人摔倒该怎么扶”“先付费还是先抢救？绿色通道的启动”“重症监护室的无言沟通怎么实施”等进行讨论和扮演，提高教学质量。院前急救部分基于学生有一定的感性认识，实施的是“试着做—带着做—放手做”的流程，而院内救护因为很多仪器设备学生从来没有接触过就实施“看我做—跟着做—独立做”的教学流程。

在医院病房开展床边案例教学。师带徒是最早的职业教育形式。也是最有效的培养方式。但基于目前护理教育的规模，以及病人自我保护意识增强，现在开展床边案例教学有较大的困境。目前，我校的临床护理学院第二年专业课程的学习是在医院完成的，任课教师均为各科室的优秀护理人员。因此在完成教室和实训室的授课后，学生在获得病人及家属的同意后开展床边教学。学生提前拿到案例的基本材料，在床边通过健康评估获取第一手的资料，再根据护理程序分析资料提出存在的护理问题，分小组进行护理计划的制订，罗列出具体的护理措施，将学生的护理计划和目前病人实施的护理计划进行比较对照，加深对专业知识的理解。随后利用课余时间跟踪病人的病情发展，评估护理措施的有效性，并动态修正护理计划直至病人出院。

（3）评价：学生职业能力的科学评价

基于情景学习理论的教学改革和实践，强调知识与情景之间的相互作用。知识学习与活动是不可分离的，活动不是学习与认知的辅助手段，而是学习整体中的一个有机组成部分，即学习者在情景中通过活动主动获取知识，因此学习与认知在本质上是情景性的。通过职业教育获得的职业知识，不同于普遍意义上的知识，是具有实践性的、需要在特定情景中完成相应工作任务才能获得的知识和技能，即工作过程知识。工作过程知识多数通过传统的讲授掌握，也无法通过传统考试进行测评。因此要找到能够对学生的学习结果（职业能力）进行测评的方法。

目前，传统的理论考试不是职业能力测评，操作考核基本是单项操作的考核，也不能代表学生的职业能力。因此我们建立了基于“职业能力与职业认同感测评”（COMET）的护理职业能力测评模型。模型从能力级别、能力内容结构和职业行动三个维度设置 8 项测评指标 40 个评分点。根据学生所处的职业成长阶段和项目化课程的案例教学进程，以典型工作任务作为考题，采用“初学者—简单任务、提高者—综合性任务、能手—项目任务”的“进阶式”诊断方法，综合评价学生的职业能力、职业承诺和职业认同感的发展水平，常态化自主保证临床案例教学化改造、项目化课程开发以及案例教学实施的质量。

为此我们设计了“三阶过关考试和攻擂积分达标系统”。具体包括从单一课程的教考分离，到综合课程的竞争达标，再到临床案例的职业能力考核；从单项操作考核，到模拟情景的综合实训过关，再到临床实习的真实案例测试；从个人职业素养积分达标，到小组沟通合作过关，再到临床多团队协作的评定，使学业评价与执业能力相匹配，从而在学业评价上建立起学生培养质量的反馈“通道”。

“三阶过关考试和攻擂积分达标系统”包括从理论考核到技能评价，从线下课程到线上案例和课程的学习，配以学生的日常管理和志愿者活动等；并以学生兴趣浓厚的“攻擂”形式，激发学生勇于闯关的学习劲头；同时课程考核采用积分计算方法，将多种学习模式量化，提高可比度，着力提升高职护理学生的综合素质。学生积分的获取更关注学生的自我学习和自我成长。可通过在线自主学习“护理实习导学”系列教材之教学案例，并完成相关测试题来获得积分；也可通过收集临床典型案例获得积分；学生的社会服务更是主要加分项目，这也符合人才培养的初衷和目标。

“三阶过关考试和攻擂积分达标系统”将医学知识、操作技能与案例学习深度融合，将知识、技能和素养结合，通过重点知识的学习，核心技能的培养，提升学生思考问题、分析问题及解决问题的能力，提升学生的临床思维能力及实践智慧能力，提升学生的综合素质。以激发学生的学习兴趣为教学突破口，将传统的攻擂制度通过积分的形式呈现出来，使学生尝试到攻擂成功的喜悦，学会了积分的计算方法及变通手段，拓展了学生的思维，全面革新了传统的纸质考试及补考方式，为高职护理人才的培养提供了一个多元、开放、精细的评价体系。

“生命不能重演，但急救教学可以”

——翻转课堂的教学实施

一、课程基本情况

“急危重症护理”是护理专业的核心课程，培养学生的急救技能、急救思维和团队合作等。该课程共 48 课时 3 学分，针对护理“3+2”的学生，以人民卫生出版社的规划教材为基础，依托人卫慕课平台实施翻转课堂的教学，实践已有 3 轮。

二、教学改革背景与思路

（一）教学改革背景

护理“3+2”的学生是指初中毕业后在中职护理院校完成 3 年的学业，成绩优秀者直接升入高职院校学习 2 年，最后可获得高职毕业文凭。首先，这些学生是以形象思维能力较强的群体，他们乐于通过“行动”来学习。因此，知识和职业技能的传授，要通过“看得见，摸得着”的载体选择，实现“空对地”的转换，即需要把无形的符号学习和“看似有形实则无形”的技能相联系，通过真实情景中的“思辨”及“行动”，去获得有意义的知识与技能。其次，通过中专三年的学习，他们对课程的知识点和技能点有一定储备，但与目前临床护理岗位对护理人才临床整体性思维、知识技能综合应用能力的要求仍有较大差距。如按传统的理论讲解和操作示教等教学方法，会出现和中专大同小异的重复学习，导致学生厌学、老师难教等问题。

（二）教学改革思路

我们的教学思路是充分发挥学生的学习特长，以丰富的教学资源为基础，以情景模拟教学为策略，以培养学生的整体临床思维能力、急救能力和团队合作能力为目标，将学习过程和工作过程相结合，将专业知识和职业素养相融合，采用导入、内化、拓展的三模块“翻转”课程教学。

导入指在课前通过信息化平台布置基于真实案例的工作任务单，学生以小组为单位根据任务单设计解决方案。这一阶段促使学生运用课程资源自主学习、互动交流。内化指在课堂通过情景模拟展示学生的解决方案，通过对方案的阐释、检测、研讨、释疑等，重新梳理并学习相关的知识点和技能点，以案例为载体将学习过程和工作过程结合，将多学科的专业知识和无形的职业素养、人文关等融合，学生在课堂中完成了知识的内化。拓展指学生课后通过案例平台自主学习临床上的其他典型案例，完成对知识的加深、巩固和拓展。

三、翻转课程的教学设计

（一）课程的总体设计

“急危重症护理”课程共有 5 个学习项目和 25 项学习任务。翻转课堂的实施要求学生有较强的自主学习能力，花较多的课外时间完成课前的自学，通过团队的研讨提出任务解决方案，课后还需要学习其他临床案例巩固拓展。课程全部实施翻转课堂显然条件还不够成熟，因此，我们通过一个临床典型案例，将本课程的重点内容共 6 项学习任务串联，实施翻转课堂的教学实践。

这6项学习任务分别为：

（1）花季少女的重生之路——心搏骤停患者的现场急救

（2）花季少女的重生之路——多功能监护仪的使用

（3）花季少女的重生之路——口咽通气管的使用

（4）花季少女的重生之路——简易呼吸皮囊的使用

（5）花季少女的重生之路——体外除颤仪的使用

（6）花季少女的重生之路——脑功能的复苏和监测

以花季少女的重生之路为案例载体，随着病情的演变和发展，每一个阶段设置不同的任务。将任务以课前任务单的形式下发给学生，学生通过网络课程的学习，先提出自己的解决方案；课堂上通过情景模拟、角色扮演等方式展示方案；通过对方案的研讨和释疑，巩固重点，攻克难点，让学生修正、完善并演练方案；最后进行考核，达到教学目标。课后提供案例平台让学生自学其他临床典型案例，拓展知识。

（二）教学设计（以简易呼吸皮囊的使用为例）

花季少女的重生之路——简易呼吸气囊使用

<table>
<tr><td>项目名称</td><td>呼吸支持——简易呼吸气囊使用</td><td>时间</td><td>120分钟</td><td>对象</td><td>“3+2”护理学生第二学年第四学期</td></tr>
<tr><td>教材</td><td>急危重症护理</td><td>指导老师</td><td colspan="3">胡爱招、于倩</td></tr>
<tr><td>学生经验</td><td colspan="2">在中专学过相关知识，实习期间看过或用过简易呼吸皮囊</td><td colspan="2">教学场地</td><td>仿真医院304房间</td></tr>
<tr><td>学习目标</td><td colspan="5">一、知识目标
1. 能阐述呼吸支持的概念和分类
2. 能阐述简易呼吸气囊的构成和作用
3. 能阐述简易呼吸皮囊的使用注意事项
二、技能目标
1. 能正确检查保持呼吸皮囊在备用状态
2. 能正确使用简易呼吸气囊
3. 能和团队成员良好沟通，有效合作
三、态度目标
1. 学生能体现出良好的急救心理素质
2. 学生表现出时间就是生命的急救意识
3. 学生在操作中体现出对生命的敬佑</td></tr>
</table>

续表

<table>
<tr><td rowspan="2">教学准备</td><td>教师</td><td colspan="2">1. 制作 PPT，设计任务单，提供自主学习资源
2. 收集临床典型案例并进行教学化改造，精心设计教学环节
3. 准备简易呼吸气囊、床单位、管道氧气、多功能监护仪，模拟急救现场</td></tr>
<tr><td>学生</td><td colspan="2">1. 下载任务单，完成相关知识和技能的自主学习
2. 以小组为单位研讨后提出案例的解决方案，并进行角色分配，展示解决方案</td></tr>
<tr><td colspan="2">教学步骤</td><td>教学活动设计</td><td>时间</td></tr>
<tr><td colspan="2">一、课前任务导入</td><td>朱某，女，25 岁，某银行职员，因心肌炎导致心搏呼吸骤停，经现场心肺复苏后恢复心跳呼吸，被 120 送入急诊室，用多功能监护仪监测病情，面罩吸氧，目前意识不清，呼吸困难 6 次 / 分，口唇发绀，血氧饱和度 82%，心率快（140 ～ 150 次 / 分），血压和体温在正常范围。呼吸道通畅。家属在旁一直在问，这是怎么回事？这次会不会死？
如果你是急诊当班护士，请问患者目前最主要的护理问题是什么？有哪些指征？
针对该护理问题，你可以采取哪些措施？
如何缓解患者家属的焦虑紧张情绪？
分析患者发生该护理问题的原因
临床上还有哪些疾病也会引起同样的问题？</td><td>取决于每个小组的学习进度和安排</td></tr>
<tr><td colspan="2">二、内化阶段——课堂教学设计</td><td>【活动一：我们来试一试】
抽取一组学生，通过情景模拟和角色扮演进行任务解决方案的展示
其他组提出问题和建议
教师进行点评和阐释：难点在呼吸过程和呼吸支持的概念、类型的解释，通过 3D 动画和临床案例解决难点
【活动二：我们应该这样做】
通过前面的小组展示，针对学生出现的问题就相关知识进行阐释，相关技能进行演示
【活动三：让我们练一练】
重点急救技能在经过教师演示后进行分组训练，教师巡视及时纠错
【活动四：如果再给我一次机会】
通过学习和训练后，小组对原来的方案进行修正和完善，在小组内进行分工训练。最后教师随机抽取一组进行考核
【活动五：总结反馈、布置任务】
根据学生的考核结果，总结教学重点和难点，并给出不同的案例，让学生到案例平台拓展学习</td><td>20 分钟
15 分钟
40 分钟
30 分钟
15 分钟</td></tr>
<tr><td colspan="2">三、拓展巩固学习阶段</td><td>1. 经过呼吸皮囊的使用，目前患者自主呼吸加强，呼吸频率、节律正常，血氧饱和度 >90%，接下来你会怎么做？
2. 患者自主呼吸微弱，血氧饱和度在使用呼吸皮囊的时候能大于 90%，停用后马上下降，接下来你会怎么做？</td><td></td></tr>
</table>

四、翻转课堂的具体实施

（一）课前导入阶段

教师收集临床典型案例并进行教学化改造，精心设计教学环节，制作教学PPT，设计任务单，提供自主学习资源；同时准备简易呼吸气囊、床单位、管道氧气、多功能监护仪等模拟急救现场作为教学环境。

学生拿到任务单，完成相关知识和技能的自主学习，以小组为单位研讨后提出案例的解决方案并进行角色分配展示解决方案。具体任务单如下。

花季少女的重生之路——简易呼吸皮囊的使用任务单

班级　　　　　　组名　　　　　成绩

案例：朱某，女，25岁，某银行职员，因心肌炎导致心搏呼吸骤停，经现场心肺复苏后恢复心跳呼吸，被120送入急诊室，用多功能监护仪监测病情，面罩吸氧，目前意识不清，呼吸困难6次/分，口唇发绀，血氧饱和度82%，心率快（140～150次/分），血压和体温在正常范围。呼吸道通畅。家属在旁一直在问，这是怎么回事？这次会不会死？

任务	任务解决方案描述
1. 如果你是急诊当班护士，请问患者目前最主要的护理问题是什么？有哪些指征？	
2. 针对该护理问题，你可以采取哪些措施？	
3. 如何缓解患者家属的焦虑紧张情绪？	
4. 你能分析患者发生该护理问题的原因是什么？临床上还有哪些疾病或因素也会引起同样的问题？	

（二）课堂教学——知识内化阶段

1. 活动一：我们来试一试

（1）抽取一组学生，通过情景模拟和角色扮演展示解决方案。

（2）其他组提出问题和建议。

（3）教师进行点评和阐释。难点在呼吸过程和呼吸支持的概念、类型，通过 3D 动画和临床案例解决难点。

2. 活动二：我们应该这样做

（1）通过前面的学生展示，针对学生出现的问题就相关知识进行阐释，相关技能进行演示。

（2）重点讲解简易呼吸皮囊的结构和工作原理。

（3）重点演示简易呼吸皮囊使用过程中的关键要点：潮气量的控制、呼吸频率的掌握、呼吸时比的调控、CE 手法的操作等。

3. 活动三：让我们练一练

将学生分成 4 组进行重点技能的训练，教师巡视并及时纠错。

4. 活动四：如果再给我一次机会

通过学习和训练后，小组对原来的方案进行修正和完善，并在小组内进行分工训练。最后，教师随机抽取一组进行考核。

5. 活动五：总结反馈、布置任务

根据学生的考核结果，总结教学重点和难点，并给出案例发展的不同情景，布置学生到案例平台拓展学习。

（三）课后拓展巩固阶段

提供案例平台，让学生结合下面的案例情景自主学习相关案例。

（1）使用呼吸皮囊后，患者自主呼吸加强，呼吸频率、节律正常，血氧饱和度大于 90%，接下来你会怎么做？

（2）患者自主呼吸微弱，血氧饱和度在使用呼吸皮囊的时候能大于 90%，停用后马上下降，接下来你会怎么做？

五、取得的成效分析与体会

从学生的角度看，这样的教学设计和中专阶段完全不同。尽管是相同的教学内容，但还是让人耳目一新。且每一次课都结合了很多其他课程的内容，将原来零散的知识通过案例整合在一起，同时以小组为单位进行学习和考核，真正培养了学生的临床思维能力和团队合作能力。近几年，该课程一直都是学生最喜欢的课程，该课程的任课教师在学生评价中都处于第一梯队。学生在各级技能比赛中，急救项目的比赛成绩尤为突出。更重要的是，学生在工作岗位上深获用人单位的好评。从教师的角度看，这样的教学设计对教师教学能力和专业能力的要求更高，促使教师不断地自我成长，能更紧密地结合临床。

但从近几年的教学实践看，这样的教学模式对部分自主学习能力不高、积极性不强的学生，信息化教学资源的使用在没有监控的情况下效果不佳。如何引导并提升这部分学生的学习主动性，加强信息化教学资源使用的有效监控，是我们接下来的研究方向和重点。

“体验式教学”提升学生综合急救能力的实践和研究

“体验式教学”法指在教学过程中为了达到既定的教学目的，从教学需要出发，引入、创造或创设与教学内容相适应的具体场景或氛围，以引起学生的情感体验，帮助学生迅速而正确地理解教学内容，促进他们的心理机能全面和谐发展的一种教学方法。吕燕认为“体验式教学是体验式学习与教学过程相结合的新型教学模式”，它强调教学互动，强调学生自主参与和实践能力的培养；李英从教学模式的角度定义体验式教学是在教学过程中“教师以一定的理论为指导”“有目的地创设教学情景”“激发学生情感并对学生进行引导”让学生亲自去感知、领悟知识并在实践中证实”。

“急危重症护理”主要培养学生的急救意识、急救反应和各项急救技能，但这种意识、反应和技能并不像其他课程一样可以在一种平和、可控的状态下学习训练。综合急救能力的培养需要给学生一定的刺激，尤其是在时间上，因此我们在教学过程中采用了“体验式教学”。下面介绍我们在“急危重症护理”教学中的一些具体做法。

一、具体实施步骤

1. 创设情景，激发兴趣

教学情景根据教学内容、实训条件不同而不同。我们把该课程的教学内容分解为三大块：

① 学生有感性认识的教学内容。对学生有感性认识的相关教学内容我们采用的是“情景模拟和角色扮演”的方法。在课前，我们选择好上课地点，可以是学校操场的一角、公园的草地，也可以是某幢建筑楼的边上、教室中间的空地，让一些学生扮演各种患者，让另一些的学生先根据自身的经验对患者进行处置，记录学生的表现和时间，然后根据学生表现进行急救反应、操作技能和人文沟通等各方面的点评，并予以正确处置的示教、训练。最后的考核也是以情景模拟和角色扮演的方式进行，给学生设定操作时间。

②具体仪器的操作使用学习。对一些急救仪器设备的操作使用学习，我们采用的是“任务引领”的教学方法。比如说“简易呼吸皮囊的使用”，我们给每组先发 1 ～ 2 个呼吸皮囊，然后给一个具体的病例，患者因为呼吸微弱导致缺氧，经过吸氧后无法提高血氧饱和度后，建议使用呼吸皮囊。

设定一定的时间，让学生自己去研究皮囊的工作原理，体验怎样用呼吸皮囊纠正患者的缺氧状态。在学生探究的过程中老师可以给予一定的问题引导:“空气是怎样进入皮囊，再进入人体的”“有哪些装置保证了在使用过程中患者的安全”“要通过皮囊帮助患者呼吸，怎样才能两者一致”等问题。

学生带着这些问题先积极探索、积极思考问题，并动手操作。之后老师对呼吸皮囊的结构根据前面的问题进行解释说明，在模型身上进行正确有效的操作，同时说明操作要点，指出学生在前面操作中出现的各种问题。经过讲解和演示后学生再进行分组练习。考核的时候，老师又会给出一些具体的案例，增加各种人文、沟通、合作的因素，培养学生的综合急救能力。

③专业性很强，从未接触过的操作项目。这时我们会利用丰富的视频资源，先让学生有一定的感性认识后再进行教学。比如在“气管插管的配合和护理”中，我们先让学生观看气管插管的视频，让学生边看边思考“我们要准备哪些物品”“在插管过程中护士主要要做什么”等问题。

学生看完视频后，每组根据观看结果自行准备气管插管所需物品，老师进行点评和说明。再结合具体操作过程说明操作要点和护士的工作重点，学生以角色扮演的方式进行分组训练考核。

2. 自主学习，合作探究

课堂教学时间非常有限，只能让学生对这个操作有一个初步的印象，学生必须课后多实践。因此，我们利用该课程是国家资源共享课程的优势，让学生课后观看教学录像和操作视频，在网络上进行讨论和提问，同时以小组的形式预约实训室进行各个操作项目的实训，教师参与指导。

3. 拓展实践，反思感悟

在学生学完一个操作项目后，老师根据目前临床的最新进展会布置一些拓展作业，让学生查找最新的资料和信息，同时根据学习过程中自己出现的问题书写反思日记。此外，我们结合学生的社会实践，组织学生下社区进行急救知识的普及，完成学院新生的急救知识普及，让学生将课程所学的知识技能具体应用到实践活动中。

二、体验式教学的基本原则

1. 智力因素和非智力因素的结合

认知规律要求在教学中既要考虑如何使学生集中思维，培养其刻苦和钻研精神，又要考虑如何调动其情感、兴趣、愿望、动机、无意识潜能等促进智力活动。因此，在课程教学过程中，我们通过案例的引入、视频的播放以及团队的合作竞争等方法来提高学生的兴趣、愿望和动机。

2. 学习过程和学习结果的结合

教师在轻松愉快的情景或氛围中引导学生展开其的思维和想象，寻求答案，分辨正误。因此，教师在课前要设计各种问题，引导学生思考探索，要关注思维的“过程”和“结果”，要让学生把思考和发现当作一种快乐，而不是一种强迫或负担。

三、讨论

良好的师生关系是体验式教学的基本保证。教学本是一种特定情景中的人际交往，体验式教学更强调这一点。学生在教学中的主体地位决定了自主性侧重于教师鼓励学生“独立思考”和“自我评价”，培养学生的主动精神和创新精神。这要求教师在体验式教学中要从学生的实际出发，使学生在完成学业的同时获得做人、做护士的经验。

体验式教学要求创设的情景要有一定专业特征，能促进学生专业素质的培养。急救反应和急救意识的培养更多通过情景设计、时间控制等细节来达到。因此，在学生训练和考核过程中，根据操作的难易程度，我们都会设定时间点，超过时间没完成就算失败。同时，在教学中以小组团队合作的形式来培养学生的沟通合作能力。让学生在体验中学习有关的知识内容，领悟做人道理，选择行为方式，实现“自我教育”。

四、体验式教学的效果

我校的护理学生一直来以“强技能”为主要特色，近两年学生的就业率都达到100%。在毕业后的调查问卷中，认为“急危重症护理”实用有效的学生达到90%以上。在校内该课程也是学生最喜欢的课程之一，任课教师也很受学生喜欢。从学生的反思日记可以看出，通过体验式教学，学生能亲自去感知、领悟知识并在实践中得到证实，学有所悟、学有所用。但学生在急诊、ICU的实习表现和其他学校之间的比较尚缺乏数据的支撑，我们下一步将进行数据的收集和研究。

参考文献

[1] 胡尚峰，田涛．体验式教学模式初探．教育探索，2003(11)：49-51.

[2] 李英．我国教育学者对体验问题的研究述评．上海教育科研，2002，(3)：36-39.

[3] 吕燕．体验式教学模式在高校教学中的应用——基于社会调查理论与方法教学实践．管理教育，2008，(3)：147-148.

“三阶过关考试和攻擂积分达标系统”在高职护理教育中的应用研究

为满足社会服务需求和医院优质护理服务的要求，我校高职护理人才培养目标具体细化为“动手”“动脑”和“动心”的“三动”目标，并围绕“三动”目标实施人才培养的系统化改革。在学生学业评价体系方面，我们提出并实施了“三阶过关考试和攻擂积分达标系统”，以期通过该系统能全面评估每一个学生，并激发学生学习兴趣，培养学生综合能力。

“三阶过关考试和攻擂积分达标系统”的具体内容如下。我们将学生专业课程的学习分为三个阶段，每个阶段都要达到一定的积分才可进入下一阶段的学习。第一阶段是基础医学主干课程的学习。在此阶段积分要达到 10 分，其中课程成绩包括正常人体结构、正常人体机能、病理和病理生理、免疫和微生物和药物应用 5 门课程。每门课程理论考试总成绩以 60 分为 1 个积分，60 分以外的分数按每 1 分为 0.01 积分进行计算；基础医学的综合考试成绩以 60 分为 2 个积分，60 分以外的分数按每 1 分为 0.01 积分进行计算；在此期间相对应的专业素养要求 2 个积分，包括遵守学校各项规章制度、参加志愿者活动、各类专业活动等，违规违纪要扣分，参加活动要加分。如果没能达到积分要求，课程学习可通过网络完成基础医学与护理案例的学习和考核，每完成 1 个案例的学习并提交作业，老师批阅后合格给 0.5 个积分。素养则通过到老人院、医院志愿服务加分，直至达到要求后方可进入下阶段的学习。第二阶段为护理专业核心课程的学习，此阶段要求总积分达到 15 分，其中课程成绩包括基础护理、内科护理、外科护理、妇产科护理、儿科护理、急危重症护理和健康评估7门课程。每门课程综合考试成绩，以60分为1个积分，60分以外的分数按每1分为0.01积分进行计算；护理专业核心课程的综合考试成绩，以60分为2个积分，60分以外的分数按每1分为0.01积分进行计算。此阶段增加了学生的实训时间和操作考核成绩，通过网络系统统计每位学生的课余实训操作时间，每10小时为2个积分，10小时以上的时间以1小时为0.1积分计算。学生下临床前，每位学生参加专业的综合实训考核，其成绩85分为1个积分，85分以外的分数按每1分为0.01积分进行计算，如能在技能竞赛方面获奖，则根据奖项级别直接加分。校内竞赛奖项加分为1，2，3分；省内竞赛加分2，3，4分；国家竞赛为加分3，4，5分。此阶段专业素养单独计分，包括遵守学校各项规章制度、参加志愿者活动、各类专业活动、参加仿真医院的管理等，要求达到2个积分。如果以上积分没能达到总要求，则可以通过网络完成临床护理案例的学习和考核，每完成1个案例的学习并提交作业，老师批阅后合格给0.5个积分，直至达到要求后方可进入下阶段的学习。第三阶段为临床实习阶段，根据实习大纲，要求总积分达到15分，具体组成包括各实习科室的综合评价成绩。每个实习科室考核成绩80分为1个积分，80分以外的分数按每1分为0.01积分进行计算；参加学校组织的2次出科考试成绩，以60分为1个积分，60分以外的分数按每1分为0.01积分进行计算。专业素养的计分，能顺利通过实习的给5个积分，如果在实习期间被病人投诉1次扣1分，被病人或带教老师表扬的1次加1分；根据专业实习要求如期上交符合要求的临床典型案例，1个为2个积分。如果以上积分没能达到要求，则可以通过网络完成临床护理案例的学习和考核，每完成1个案例的学习并提交作业，老师批阅后合格给0.5个积分，直至达到要求。

一、对象和方法

1. 研究对象

随机抽取一个2016级护理班作为试验班，学生人数为50人。另外，通过统计学方法筛选出学生入校成绩无差异且学生人数相同的另一个护理班作为对照班。

2. 研究方法

两个班采用相同的人才培养方案和课程体系，相同的授课教师。所有课程考试均采用教考分离，统一试卷。试验班在入学之初就告知“三阶过关考试和攻擂积分达标系统”的具体内容和要求，其中班长还承担部分专业素养的计分；对照班按照传统的评价体系，告知毕业要求。在学习结束后就两个班的课程平均成绩、课余实训时间和参加技能竞赛成绩以及临床实习的表现等方面进行统计分析，比较差异性。

二、结果

1. 课程综合成绩和课余平均实训时间的统计学分析

两组数据进行正态性检验，P 值均大于 0.05，符合正态分布，因此采用两独立样本 t 检验。基础医学主干课程的平均成绩、护理专业核心课程平均成绩和课余平均实训时间 $P<0.01$，有显著统计学差异，实验组的成绩优于对照组，自我实训时间也长于对照组，见下表。

课程成绩和实训时间的差异

项目	对照班	实验班	t 值	P 值
基础医学主干课程平均成绩	41.46 ± 3.45	52.23 ± 3.68	12.84	0.0000
护理专业核心课程平均成绩	57.40 ± 5.57	66.80 ± 6.71	7.35	0.0000
课余平均实训时间	7.6 ± 0.67	13.7 ± 1.23	6.18	0.0000

2. 学生护理技能竞赛获奖人数和获得优秀实习生和获表演次数的统计学分析

这些数据我们采用 χ^2 检验的方法，其中参加校内竞赛获奖人数其 $P<0.01$，有显著统计学差异，其他指标 $P>0.01$，显示差异无统计学意义，见下表。

学生技能竞赛和临床实习表现的差异

项目	对照班	实验班	χ^2 值	P 值
校内竞赛获奖人数	4	14	6.78	0.009
省级及以上技能竞赛获奖人数	2	9	5.01	0.025
优秀实习生人数	6	13	3.18	0.07
实习期间各类表扬的次数	3	9	3.41	0.06

3. 实习单位对学生的满意度的统计学分析

学生临床实习期间，实习单位对学生的满意度调查结果显示，实验组满意度为96%，对照组满意度为86%，用 Z 检验得出 $P>0.01$，差异无统计学意义。

三、讨论

本研究显示，“三阶过关考试和攻擂积分达标系统”在对学生进行全过程、全方位的评价中，对学生的学习兴趣和学习成绩起到促进和提高作用。这些学生在临床实习过程中更能让单位满意；但在学生技能竞赛和临床实习荣誉称号的获得方面没有统计学差异，这可能和样本量较少有关，我们会通过连续跟踪关注学生的培养质量。

“三阶过关考试和攻擂积分达标系统”实施从单一课程的教考分离到综合课程的竞赛“比武”，从理论考核到技能评价，从线下课程的学习到线上案例的训练，配以学生的日常管理和志愿者活动等，并以学生兴趣浓厚的“攻擂”形式，激发学生勇于闯关的学习劲头。同时采用积分计算方法，使多种学习模式量化，提高可比度，着力提升高职护理学生的综合素质。积分的获取上更注重学生的自我学习和成长。可通过在线自主学习“护理实习导学”系列教材之教学案例，并完成相关测试题来弥补积分；也可通过收集临床典型案例进行积分换算；素养的积分更是以学生的服务为主要加分项目，符合人才培养的初衷和目标。

“三阶过关考试和攻擂积分达标系统”将医学知识、操作技能与案例学习深度融合，同时将知识、技能和素养结合，有利于提升学生思考问题、分析问题及解决问题的能力、临床思维能力及实践能力，有利于提升学生的综合素质。该系统以激发学生的学习兴趣为教学突破口，将传统的攻擂制度通过积分的形式呈现出来，使学生体验到攻擂成功的喜悦，学会积分的计算方法及变通手段，拓展了学生的思维，全面革新了传统的纸质考试及补考方式，为高职护理人才的培养提供了一个多元、开放、精细的评价体系。

四、小结

“三阶过关考试和攻擂积分达标系统”首先针对高职护理学生学习自主性不强、自控能力不高的特点，以过关考核和攻擂积分的形式能激发他们的学习积极性。此外，该系统通过网络的自我学习来获取积分，满足现代信息社会要求。学生能及时、有效地借助各种信息工具（手段）汲取新知识、新理论，学习新技术。攻擂积分系统将学习和游戏结合，可促进学生学习。此外，整个系统关注学生职业素养的培养，符合培养具有人文关怀的护理人才的目标。接下来我们会把该系统应用于我校全部护理学生，以提高学生的自我管理能力，促进其自主学习，提高教学质量。

参考文献

[1] 王庭之，何曙芝．谈高职护理学生信息素养的评价标准．中国医学教育技术，2008(5)：419-421.

[2] 王延彤，许敏．护理专业高职学生的教学方法．现代养生 B，2017(6)：204-205.

[3] 张伟，代征．浅析教育游戏对学习的促进作用——由学习的动力体制谈起．重庆邮电大学学报：社会科学版，2008（S1）：59-61.

[4] 李春华，杨京儒，庞燕，等．护理高职学生实习前后自我导向学习能力比较．齐鲁护理杂志，2017，23（5）：34-36.

基于实践智慧培养的高职护理专业教学模式改革研究

随着健康中国战略的实施，如何提高医护人员综合职业素质，满足人民群众日益增长的健康服务需求，成了医护教育的重点。目前职业教育关注从岗位技能转向职业能力的培养，强调个体适应未来社会发展的需要，也就是实践智慧的培养。实践智慧指在实践技能基础上赋予更多品德、思维和情感的内涵，体现了“应当做什么”的价值关切与“应当如何做”的理性追问的统一。

一、目前高职护理教育中存在的问题和原因分析

护理岗位工作任务不断变化，服务质量要求不断提升，倒逼护理工作“三转变”。即护理工作从医生助手的被动服务向独立自主的主动服务转变；从单一的医疗服务向综合多元服务的转变；从知识技能主导的能力需求向技术向善的价值取向转变。对照优质护理服务的内涵，当前高职护理教育存在的问题主要有以下几个方面。

（一）以形象思维见长的学生群体和传统理论学科性教学之间不匹配

高职学生形象思维能力较强而抽象逻辑思维相对较弱。而学科教学是建立在“指导优先”的教育哲学基础之上的，其教学是“内容中心”。教师是基于指导、描述和解释意义的“教”。学生是基于复制、再现和接受意义的

“学”。护理职业教育学科教学的弊端表现在专业课程知识传授的内容抽象，脱离临床情景，思维策略与学习策略的应用很少。以“必须够用”为原则的基础课程改革会导致课时严重压缩，且理论性教学在一定程度上限制了学生临床思维能力的发展，不能达到动脑的培养目标。

（二）重知识技能的课堂教学与重能力整合重素养的改革导向不匹配

高职护理人才以强技能为特色，每个学校都有大量的技能实训课。但从目前的调研结果看，这些技能训练大部分仍停留在纯技能的浅层训练上，学生只是机械地记忆和动手，没有结合具体案例进行判断、分析和选择的思维培养。另外，在操作过程中以各种护理模型为对象，不能与病人实施沟通交流，导致学生眼中只有操作没有病人具体感受，最终影响学生沟通交流能力和服务意识的培养。

（三）管理监控不足的临床实习和其对人才培养的关键作用不匹配

高职护理专业临床实习长达 8 个月，是学生将知识技能运用于临床实践的过程，是真正实施能力整合和素养融合的关键环节，对提升学生综合职业能力起到了核心作用。但从调研结果看，存在以下不足。首先学生实习时间长，实习科室多，实习岗位杂，实习带教老师良莠不齐，使实习质量不能得到有效保证；其次，以完成单项的治疗护理任务为主，缺少对知识、技能和素养的连续性和系统性培养。

基于这样的现状和问题，我们从实践智慧的内涵和培养途径开始理论研究，再以导师制为基础，通过基础医学课程回炉、基于情景的专业课程教学改革、实践教学体系重构、临床实习教学管理创新以及学生能力评价体系重建，进行重点研究和实践。

二、护理实践智慧的内涵和特征界定

护理实践智慧是护理人员面对复杂多变的护理实践情景做出合理选择的能力。其本质特征表现为护理人员不仅要掌握特定的专业知识和技能，还要考虑每个服务对象的特点，根据护理工作需要和实际情况，科学、灵活、准确、高效地将理论知识和自身技能与实践结合，表现为高效的护理手段，也表现为理解客观世界和生命价值的理性能力。

从护理的本质分析，护理实践智慧具有以下特征。

1. 能动性——关怀的主动性

能动性指能在各种工作情景中及时发现护理问题，针对具体情况和患者个性要求主动提供服务，并体现出对生命、健康的尊重和关怀。如重危病人的抢救，急诊病人的临时安置处理时，不能被动等待医嘱，而要灵活机智、采取果断措施，主动承担一定的治疗抢救任务。

2. 艺术性——照护的精准性

艺术性表现在每一项最细微的护理工作中。一千个病人就应该有一千种不同的护理，即使同一病人的护理也应随着病人情况的发展变化而不断变化。

3. 职业品格——身心的全面性

护理工作者必须对健康有执着追求，对患者高度的热诚、爱护与尊重，对护理工作严肃、认真、充满乐观与自信。这些职业品格应贯穿在护理工作的各环节、各层次、各项活动中，能使参与护理的每个成员都感同身受。

对照优质护理服务的内涵，我们将实践智慧分解为三个维度，分别是岗位操作技能、临床思维能力和高尚职业精神，简单地归纳为“动手”“动脑”和“动心”的“三动”目标，把照护精准性、关怀主动性和身心全面性作为目标要求。

三、系统培养学生的实践智慧

从人才培养方案的修订开始，制定培养目标和培养规格，以双导师为基础，以临床典型案例的收集改造、课程内容的整合和课堂教学改革、实践教学体系重构与实施、临床实习教学管理和监控为主要方面进行创新，同时改变学生的评价体系等，培养学生的实践智慧。

（一）院校双导师，言传身教提高学生职业认同

学生入校后每 5 人一组，每组配备 1 名学校导师和 2 ～ 3 名医院导师。导师将指导学生 3 年的学习和生活，让学生参与导师的研究或教学实践。学校导师也是专业核心课程的教师，她们把对职业的信仰、理念、原则和规范等融入日常教学活动，从而培养学生的实践智慧、实践品性。医院导师则在学生临床见习和毕业实习期间全程带教，培养学生的职业能力、职业认同感和责任感。质量意识和工作意愿也是导师重要的指导目标。双导师在一开始就明确各自的工作场所和重点，校内导师多维度参与学生的学习和生活，以通过这种方式让学生在潜移默化中学习专业知识、技能、对专业的认同和为人处世的态度和方式等；医院导师则更多地在学生教学见习和临床实习过程中起到模范作用，从沟通、人文关怀、专业知识和技能的运用等全方位培养学生的综合职业能力。两个导师就学生的个性、特长、表现等进行及时的沟通和协同，共同为学生的培养出谋划策。我们设计了学生成长手册，将学生每次下临床，导师的教学、点评寄语等记录下来，可以清晰地看到学生的成长痕迹。

（二）回顾基础医学，联系岗位强化临床思维能力

以《基础医学与护理》教材为载体，通过第二课堂实施以护理问题为中心的案例教学，创新教学形式，将基础医学知识与护理专业有机结合，强化临床思维能力培养，为动脑能力提升奠定基础。

在完成专业课程学习下临床实习前，对学生基础医学知识进行综合考试，评价其基础医学知识掌握程度和综合运用能力，完成分析报告。根据学生的成绩情况确定需要回顾的知识点。第一，以《基础医学与护理》的案例教材为载体，以围绕护理工作过程所涉及的医学基础知识作为学习重点，实施案例导入的以护理问题为中心的师生合作学习，将基础医学知识与护理专业有机结合，强化临床思维能力培养。第二，通过举办基础与护理临床贯通的专题讲座，将最新的前沿基础知识与岗位工作任务结合。第三，通过教学改革课题，如“以疾病护理为导向的基础临床综合课程的开发与尝试 ——以

心血管系统为例”“临床案例教学在高职医学基础课程教学中的应用——以生物化学教学为例”等，改变教学方法，提升教学质量。

（三）实施任务导向的专业课程情景教学模式，融会贯通，培养综合职业能力

护理实践智慧的培养要集技能、思维和素养于一体。我们收集临床典型案例，以工作过程的方式将知识、技能、情感、素养等进行有效的融合设计。在教学过程中以临床案例为载体，根据工作过程提出每一个阶段的工作任务，通过创设工作环境，以小组讨论、角色扮演等方法展开教学过程，达到“知识与技能”“过程与方法”“情感态度与价值观学习”的统一。

基于课程内容的不同，教师总结并实施案例导入教学法、案例分析讨论教学法、案例发展演绎教学法、案例归纳总结教学法、案例临床思维导图教学法等，并利用学校的仿真医院，创设各种工作环境，激发学生的学习兴趣，引导学生思考辨析，通过动手操作完成各项任务，并在过程中学会沟通协作。

1. 依据护理岗位任务，收集案例并进行教学化改造

收集临床典型案例，然后根据教学目标进行教学化改造。目前，我校共有满足护理人才培养的案例 338 个，涉及基础医学、护理专科和护理人文等 10 门课程，以纸质教材、案例库网站和手机终端三种形式被广泛使用，推动了混合学习模式下的课堂教学改革。

2. 基于案例进行课程内容优化，提高学习的针对性

公共基础课围绕行业热点问题和职业发展趋势融入传递护理职业情怀的典型案例。专业基础课依据岗位工作任务，以临床案例的导入，从知识实用性、临床思维能力培养和职业素养提升的要求出发，注重与专业课程的衔接和融通。专业核心课程则以案例引领、任务驱动，强化学生“三动”能力培养。鉴于当下临床实习阶段无辅教课程、无导学教材和无资源平台的“三无”现状，开发基于临床典型案例的实习导学课程。导学课程内容与临床护理典型工作任务相匹配，集中体现“三动”的人才培养要求。课程以案例为学习

载体，结合分科实习要求，力求将完成每一个工作任务所必需的知识、技能、素养融会贯通。

3. 基于案例的行动导向教学改革，提升教学的有效性

课堂教学通过情景模拟、角色扮演、空中课堂等方式创设工作情景，以典型工作任务案例为教学内容载体，提高学生观察、判断和处理问题的能力，强化学生的发散性思维、护理质量意识和沟通技巧。如“围手术护理技术”课程教学通过“空中课堂”的形式，直接将医院的手术场景通过现代信息化手段接入校内课堂上，让学生观摩、讨论、反思，然后学习训练；“综合护理实训”通过角色扮演呈现工作情景，以工作团队的方式从分析判断到解决各类健康问题。

（四）以案例和信息平台为载体，重构实践教学体系，改革教学方法

1. 以渗透仁爱奉献的案例教学为载体，提高实践教学内容和方法的“智性”

我们根据学生的认知规律将高职护理专业的实践项目整合为三个层次，分别是：①基础技能，以基本素养和单项技能为主培养学生的“动手”能力和职业素养；②专科技能，将基础知识和专科技能有序链接，培养学生的“动手”和“动脑”能力；③综合技能，以临床见习和顶岗实习为载体，培养临床观察、判断和反思及处置的“三动”能力。

利用丰富的网络课学习资源，发挥“辅教、导学”的作用，不同阶段、不同项目内容采用不同的实践教学方法。①基础课程如“护理基本技术”，以案例引入，实施任务引领、激发兴趣的“学中做”，学生将基础知识、技能和工作岗位直接对接；②专门护理课程如“急危重症护理”，以案例贯穿，实施项目导向、情景体验的“做中学”，学生在做的过程中不断发现、追问、反思，从而将多学科知识融会贯通；③临床实习如内科护理，实施分科案例研修小课制，侧重观察、判断与反思的“思中做、做中悟”，将问题预设、启发思维、角色互动贯穿全程，激发职业情怀。

2. 以相关信息平台为纽带，提高实践教学管理和评价的“智性”

通过线上线下有机结合，发挥“强训、促管”作用，强化实践教学的全程互动与监控。①开发校内实训室的预约管理系统，实施基于自主训练和协作学习的“导生制”，提高实训的针对性和熟练度。②开发护理专业导学微信平台，涵盖实践服务、反思互动的辅学功能。

（五）临床实习教学管理改革，达成技能、思维和人文并重的培养目标

将以完成单项护理操作为主的实习目标改为以案例为基础的整体护理。以真实案例为载体，以护理程序为工作方法，让学生参与整体的动态护理过程，侧重培养学生的观察、判断与反思能力，带教老师将问题预设、启发思维、角色互动贯穿全程。学生的主导师在学生实习阶段全程参与学生的教学和管理，定期和科室带教老师沟通，了解学生的实际需求。

临床实习阶段，通过选择最典型的案例，基于临床案例病情演变开展床边教学和护理查房，聚焦学生病史采集、系统评估、护理诊断、制订护理计划和执行护理措施、并发症的识别和处置，以及人文沟通及健康教育等综合职业能力的提升。每一次的实习授课都有明确的教学目标和教学设计，并通过线上考核和线下评定实时评价教学效果。

院校双方共同修订顶岗实习手册及相关管理制度，制订顶岗实习生科室轮转计划，确保顶岗实习质量。在实习阶段，组织实习生完成基于“金华医学教育”微信公众平台在线测试系统的理论出科考核。此外，院校双方就持续拓展临床教学管理、教学质量评价的信息化协作路径等进行研究和实践。

（六）重构学生评价体系，促进学生自我管理和全面发展

职业能力水平分为四个等级，分别是记忆性能力、功能性能力、过程性能力和整体化的职业能力。四种能力评价应用在不同阶段和课程。基础学科关注记忆性能力和功能性能力，采用传统的测试方法。专业性课程，尤其是综合性的，侧重学生的过程性能力，采用以小组为单位基于案例发展的护理

工作过程测试。临床实习阶段聚焦整体化的职业能力，测试学生面对某个具体案例，是否能够综合考虑多种因素，选择最佳护理方案，并在实施过程中体现出对职业的热爱和生命的敬重等。

围绕“三动”目标实施人才培养的系统化改革。在学生学业评价体系方面，我们提出并实施“三阶过关考试和攻擂积分达标系统”，全面评估每一个学生，促进学生自我管理和综合能力的培养。

“三阶过关考试和攻擂积分达标系统”包括从单一课程的教考分离，到综合课程的竞争达标，再到临床案例的考核；从单项操作考核到模拟情景的综合实训过关，再到临床实习的真实案例测试；从个人职业素养积分达标到小组沟通合作过关，再到临床多团队协作的评定，使学业评价与执业能力相匹配，从而在学业评价上建立起学生培养质量的反馈“通道”。

基于案例“四式”的高职护理专业教学改革与实践

一、改革的背景和意义

随着护理学科的发展和护理业态的领域延伸、护理技术的创新交叉，护士已经从医生助手的被动服务向独立自主的主动服务转变，从单一医疗服务向医疗、预防、保健等综合服务转变，从知识技能主导的能力需求向技术向善的价值取向转变。就高职护理教育而言，“知行合一、工学结合”的能力本位人才培养模式已成共识，“医教协同、院校融合”的双主体育人机制初步形成，但在课程教学实施层面仍然存在以下问题。①知识本位的课程模式与“德育为先、能力为重”的教学标准不匹配；②学科导向的教学导致学习过程和工作过程分离；③基于记忆知识、模仿技能的学业评价与实践智慧的应用型人才需求疏离。

基于上述问题，我们根据行动导向教学、发展性任务、职业成长的逻辑规律和工作过程知识等职业教育理论，遵循职业教育基于工作过程的课程观，基于行动导向的教学观和岗位胜任力培养的评价观，依托教育部立项的“护理专业企业生产实际教学案例库”和系列高层次教改项目，以构建案例教学新模式为主线，研制形成“基于‘复合式’人才培养的高职护理专业教学改革方案”。同时开展基于案例“四式”的高职护理系统化教学改革，即围绕案例教学的目标、内容、方式、评价等关键要素，以知识复合、能力复合、思维复合的“复合式”人才培养新规格为逻辑起点，重构以案例为载体的知识、任务、情景“集成式”课程教学项目，实施基于“情感链”“问题链”“任务链”层层推进的“链条式”行动导向案例教学，开展基于COMET职业能力测评的“进阶式”案例教学质量整改，支撑“复合式”人才培养目标达成。

二、改革过程和举措

1. 确定“复合式”高职护理人才培养新规格

对接健康服务新业态，紧扣“优质护理服务”新要求，通过毕业生的就业岗位和岗位任务调研，通过用人单位对护理人员的能力需求调研，通过专家访谈等具体方法，由专业教师讨论后确定知识复合、能力复合、思维复合的“复合式”人才培养新规格。

2. 探索“集成式”课程教学项目重构新路径

确定人才培养规格后，以支撑人才培养为目的，构建课程体系，组建区域护理职教联盟，创建临床护理学院，打造“院校融合、专兼结合”教师发展共同体，医教协同开发案例特色的护理职教课程。

（1）院校“双元”合作构建临床护理典型案例库

健全兼职教师负责案例采集、专兼团队共同筛选典型案例的分工协作机制，建成全面覆盖护理岗位群工作任务的案例库。同时，紧跟临床护理新进展、技术新规范更新案例资源。

（2）依托教学案例重构“集成式”课程教学项目

① 打破学科壁垒，基于知识关联，采用横向综合法开发教学案例，“知识集成式”重构基础医学课程的教学项目。在以专业基础课程为专业服务的理念引导下，梳理护理岗位任务中包含的基础课程知识点和技能点，通过案例融合相关的知识点和技能点，改变传统“割裂式”的知识学习。如护理岗位任务用药，包括口服用药、皮下注射、肌内注射、静脉注射、气道用药、骨髓腔用药等多种方法，依据用药所需的工作过程，重构了“人体结构与机能”课程的相关教学项目，如解剖基础、生理过程等。

② 紧扣护理工作过程，基于发展性任务，采用纵向分解法开发教学案例，“任务集成式”重构专业课程的教学项目。选择每一个护理岗位中的典型

工作任务，以案例为载体，用病情动态变化发展的思路将主要工作内容进行串联，使学习过程和工作过程对接，培养学生的工作能力。如护理岗位任务用药，通过案例从最初的口服用药，随着病情发展采用的注射用药，在抢救中实施气道用药和骨髓腔给药的案例任务发展，形成专业核心课程“基本护理技术”的“给药”教学项目。

③ 对接责任制整体护理模式，基于情景转换采用“移花接木”法开发教学案例，“情景集成式”重构综合实践类课程的教学项目。基于目前的护理工作模式，为培养学生的综合职业能力和团队合作、沟通能力，以案例为载体，通过不同的案例情景创设不同的工作场景，以团队形式完成工作任务。如基于青霉素过敏性休克临床典型案例，设计使用青霉素的用药情景、病人用药过程中出现过敏性休克的抢救情景、在抢救过程中病人家属情绪失控的情景和出院时健康宣教的情景等，形成“护理综合实训”课程和顶岗实习课程的教学项目。

3. 开创“链条式”行动导向案例教学新模式

（1）基于“情感链”的思政教育

基于案例和情感教学理论，将课程思政融入案例教学，通过情感诱发—情感共鸣—情感激励—情感升华，“情感链”层层递进，实现“思政元素外显”和“知识技能内化”的转换。情感教学理论的基本观点是教学要先引起学生外部情绪的变化，再通过系列教学活动最终达到学生内部情操的形成。在课程教学中，首先，知识技能的讲授有情感，以案例为载体发掘教学内容蕴含的思政教育元素，如通过高速公路救人者被撞身亡案例，引出从见义勇为到见义智为的意义所在。其次，职业素养的培养有情操。职业素养的培养是润物细无声的过程，因此课堂教学的案例问题、情景设计和角色扮演等均能让学生感悟到医者仁心的内涵，并将其转化为行动自觉。最后，劳动素养的形成有情怀，劳动素养培养除了打造“5S”管理课堂，还通过组织开展社区医学科普等形式多样的公益活动，练就过硬本领，守护生命健康。

（2）基于“问题链”的思维培养

创设基于案例的问题情景，通过案例问题导学—争议问题辨析激学—重点问题解析明学—解决问题考核验学，“问题链”层层深入，提升学生临床思维和专业能力。如“输液通路的建立”一课，首先，通过案例问题线上导学，课前选择典型案例提出问题，引导学生线上自学。教师发布“伤员大出血静脉通路不能建立”典型案例，提出“危急时刻，护士怎样才能肩负起救死扶伤的神圣使命”，激发学习新技术的动力。课中首先用争议问题辨析“激学”，如“选择中心静脉置管还是骨髓腔输液”激发学习兴趣，基于学生辩论结果提出重点问题。其次，用重点问题解析“明学”，运用信息化教学资源阐明救护原理和流程，突出重点，化解难点。如对“骨髓腔为什么能输液？该怎么做”问题依托平台互动、3D 动画深入解析，引导学生关注行业新进展。再次，解决问题考核“验学”。通过拓展案例分析、闯关游戏考核和理论知识测试等方式检验学习效果。如依托骨髓腔输液 3D 虚拟闯关游戏强化操作流程和技术要点。最后，课后拓展问题应用“强学”。课后完成作业和学习反思，制作创伤救护等视频源，参与社区疫情防控、科普宣教等志愿服务，促进技能强化和情感转化。

（3）基于“任务链”的能力培养

采用基于案例的任务驱动教学法，通过任务预练—任务导练—任务演练—任务评练—任务拓练的“任务链”，层层落实，实现教学从以知识为本向德育为先、能力为重转变。如“创伤病人的现场急救”这一课，课前根据情景设计任务预练。教师基于案例情景发布任务，以小组为单位制订解决方案并完成预练。如小组合作制订创伤病人的现场急救方案，通过学习课程微课并预约实训室，完成课前练习。课中布置任务导练，创设案例情景，抽取一组学生展示方案，师生进行讨论点评，明确教学重难点。如通过展示创伤病人的现场急救，明确创伤病人的止血、固定和搬运的教学重难点。再通过情景再现进行任务演练，教师通过视频演示正确的现场急救操作，学生分组进行任务演练，回放学生操作过程，强化重点。又如教师演示现场止血操作后，学生分组演练，通过角色扮演的方法实现操作的人文性，强化规范意识。最后，情景演变进行任务评练。教师设计不同情景案例，运用智能化考评系统实施考核。如通过“交通事故伤”案例，小组合作完成现场救护，引发学生举一反三和体验团队合作、人文关怀的重要性。课后情景外延，进行任务拓展练习，完成作业及自主实训，并参与志愿者服务，培养学生职业素养和社会公益心。如组建学生志愿服务队，进社区普及急救知识，实现情感转化。

4. 建立“进阶式”案例教学质量整改新体系

建立基于“职业能力与职业认同感测评”（COMET）的护理职业能力测评模型，在能力级别、能力内容结构和职业行动三个维度设置8项测评指标40个评分点。根据学生所处的职业成长阶段和项目化课程的案例教学进程，以典型工作任务作为考题，采用“初学者—简单任务、提高者—综合性任务、能手—项目任务”的“进阶式”诊断方法，综合评价学生的职业能力和职业认同感的发展水平。

三、改革成果

1. 有效提升人才培养质量

近几年，我校护理专业学生的执业护士资格考试通过率在98%以上，毕业生就业率超过98%，就业岗位与专业对口率达96%，用人单位满意度近98%，各项评价指标领先全国同类专业。学生在全国职业院校技能大赛连年获奖，共获一等奖1项、二等奖4项，省级技能竞赛等一等奖12项，“浙江省大学生职业生涯规划大赛”一等奖1项；入选全国百强团队（社团）2个。

2. 铸就专业品牌，提升教师能力

我校护理专业入选浙江省“十三五”优势专业、教育部首批全国职业院校养老服务类示范专业点，联合主持开发国家专业教学资源库2个，入选职业教育国家规划教材3部；试点教育部“1+*X*”证书制度项目2个，打造国家基层党建品牌2项。我校护理专业教师获全国职业院校教师教学能力比赛一等奖2项、二等奖1项，浙江省高职院校教师教学能力比赛一等奖3项、二等奖1项，浙江省高校青年教师教学竞赛特等奖1项，全国职业院校教师信息化教学比赛三等奖1项，浙江省高校教师微课及信息化教学比赛一等奖3

项、二等奖3项；获授权发明专利2件，实用新型专利11件。

3. 研究实践的部分成果成为全国标杆

我校主持了教育部立项的“护理专业企业生产实际教学案例库”，主持全国高职护理教学资源案例课程开发，有文本案例、视频案例和虚拟仿真案例，满足教学需要并供全国同行选用。我校主持编写全国首批10本案例版高职高专护理专业实习实训创新教材，由人民卫生出版社发行，填补了全国护理专业顶岗实习配套课程与教材的建设空白。“急危重症护理”课程被评为首批国家级精品在线开放课程，为全国高职院校的22门课程之一；被评为全国首届课程思政示范课程，基于案例“五三三”的课程思政实践模式在同类院校推广。

4. 辐射引领，促进全国高职护理专业内涵提升

我校举办了面向204所院校的“职教国培”班6期，学员评价居教育部“职教国培”平台前茅；开设面向65所院校的“全国高职护理骨干教师案例教学高端论坛”，学员推广了成果应用。

四、改革的创新点

1. 构建护理职教课程开发的新路径

医教协同，打造高水平、结构化教学创新团队。通过基于“岗位群”的课程目标定位，“工作过程知识”的课程内容选择和“实践化”的课程组织方式等核心环节的创新性实践，开发以案例为载体的系列项目化课程，推动传统“三段式”人才培养学科体系的解构和行动体系的重构，实现了学校与企业、基础医学与专业、课程与岗位、学业与职业的深度融合，彰显出高职护理教育的类型化属性。

2. 打造护理职教课程实施的新范式

按照“健康评估—技能选择—技能理论学习”和“操作应用—技能实践—床边应用”的课岗一体逻辑，通过临床护理典型案例的教学化改造，开发知识集成、任务集成、情景集成的教学项目。实施基于“情感链”“问题

链”“任务链”层层推进的“链条式”行动导向案例教学，开展基于“从初学者到提高者再到能手”的“进阶式”案例教学质量整改。教学改革形成了全国首个教学案例库、首批案例化教材以及系列理论总结等一批创新成果，成为可供全国同行学习借鉴的案例教学改革范式。

3. 提供职教课程思政教育的新方案

教学改革基于情感教学理论，深入挖掘临床案例蕴含的护理人文、医德规范、“慎独”精神等思政元素，以问题或任务为载体，从情感诱发—情感共鸣—情感激励—情感升华进行系统性设计，将课程思政嵌入案例教学，创造有热度的课堂，传授有温度的知识和技能，实现“思政元素外显”和“知识技能内化”的转换。经过改革与教学实践，课程成为国家课程思政示范课程，成就了教学名师和教学团队。

基于情感教学模式的高职护理课程思政实施路径和方法研究

习近平总书记在全国高校思想政治工作会议上强调，把思想政治工作贯穿教育教学全过程，实现全程育人、全方位育人，努力开创我国高等教育事业发展新局面。[①]当前，课程思政理念已经形成，但在具体实施过程中，主要存在以下制约因素：一是专业课程蕴含思政元素案例的选择困境。很多课程的思政案例是名人或历史人物，因为不同的成长环境和社会价值观，思政案例不能与学生产生情感共鸣，导致教学效果不佳。二是专业课程内容与思政案例的融合生硬，在具体实施过程中停留在简单地讲故事、牵强地将课程内容和思政元素叠加，仍然存在重知识技能、轻情感态度的现象。

以情感教学心理学理论为依托的、在理论演绎和实践归纳基础上产生的情感教学模式，通过对教学中情感因素的充分重视和有效调动，最大限度地发挥情感因素的积极作用，优化教学，促进学生素质和谐发展。案例教学是一种以学生为中心的主动教学方式，强调利用真实场景或事件促进学生主动参与讨论，对培养学生评判性思维具有较好的正向促进作用，目前已在医护类课程教学和临床护士培训中广泛实施。我们将学生身边的人物或同龄人工作事迹，融合在具体的教学案例中，通过案例将专业知识技能的学习和护理工作需要的责任、担当、奉献、慎独、关爱、敬业等思政元素自然地融合起来，在专业课程教学中探索基于情感教学模式的课程思政实施路径和方法。

① 习近平．习近平谈治国理政（第二卷）．北京：外文出版社，2017：379.

一、“以情优教”的教学设计

首先，结合具体案例确定思政主题。2020年疫情暴发，我们通过对疫情的分析，深入调研学生的思想困惑，获取学生关注的热点、难点问题。抓住抗击新冠疫情这一塑造医学生价值观的“契机”，立足护理职业的岗位要求，将社会之需和学生之需相结合，把教材内容与战“疫”实践案例相结合，重构教学任务。聚焦疫情下“人生选择”“职业理想”等敏感点；聚焦坚定“使命担当”“责任意识”等着力点；聚焦个人发展与“爱国创新”的联系，收集校友抗疫事迹和具体工作案例。通过抗疫案例和专业案例的融合，确定思政、专业同向同行的教学思路。

其次，基于学情特点创设案例情景，以案例为基础实施问题导向和任务驱动的课堂教学。在教学中“析”学生思想之需，如果是你，你会怎么选择？为什么做这样的选择？激发学习兴趣、产生情感共鸣；“解”学生思想之惑，用好教学案例，紧扣学生兴奋点，通过问题辨析、解析等环节导思激趣，引导学生在学习专业知识技能的同时关注职业的责任意识和使命担当，产生情感升华；“举”职业成长之旗，激励学生利用专业特长，学以致用，用自己的行动践行社会主义核心价值观，最后产生职业情操。

最后，实施学生成长性评价，关注学生职业成长。在教学过程中除了知识、技能维度，要关注学生的思想动态和职业认同度；结合特定时代背景及学生学习情况，开展职业榜样追寻、“医路·健行”志愿者活动、社区服务、引导学生“写”好自己的人生故事，积极践行社会主义核心价值观。将学生参与疫情防控、应急救护志愿服务等作为增值评价指标，强化其职业使命感和服务意识。

二、以情乐教的教学实施——以“急危重症护理”为例

“急危重症护理”课程是护理专业的核心课程，是一门综合性、实践性都很强的课程，其目标是要学习急危重症护理的基本理论、基本技能，培养

学生对危重症病人的快速评估、正确决策和果断实施的急救意识和急救能力。该课程内容主要涉及救在身边——院前急救、生死时速——院内急诊科救护、仁心仁术——ICU 监护和大爱无疆——灾难救护四大模块。在实施教学中，课程组团队先确定每一个模块的思政元素，院前急救以责任、担当和敬佑生命为主；急诊科救护以技术精益求精、团队合作、奋斗创新为主；ICU 监护以仁爱慎独、甘于奉献为主；灾难救护以救死扶伤、家国情怀为主。然后通过收集每一个岗位上的真实案例和真人事迹根据教学需要进行教学化改造，让每一个案例都融合专业知识技能和思政。下面以急诊科救护——呼吸支持为例进行教学环节的介绍。

1. 案例问题导学——诱发情感共鸣

疫情期间某学姐在武汉某医院急诊科支援期间，收治了一名新冠病毒感染的危重症患者。该患者出现呼吸困难、低氧血症，需要马上进行气管插管和呼吸支持的案例。提出问题：针对病人的具体病情，护理人员要采取哪些措施进行呼吸支持？如何做好自我防护？照片中的学姐剪短了长发，双手因为戴手套和消毒液的使用出现了皲裂，但我却觉得这样的学姐特别的漂亮，为什么？呼吸支持是急诊护理岗位的典型工作任务，通过案例将专业知识技能和奋斗的青春、最美的青春等思政元素融合，能激发学生的学习兴趣和情感共鸣。

2. 案例问题解决辨学明学——陶怡情感

针对课前案例的问题，同学们会有不同的回答。课中先进行答案分享讨论，教师再围绕教学重点难点进行详细的讲解示范，尤其对呼吸支持过程中团队合作的重要性，技术操作速度、效度和时间就是生命等思政点进行自然融合，在学生学习和训练过程中给以鼓励和正性反馈，培养学生的职业自豪感和认同感。同时，针对护理职业特征就职业形象、职业行为规范进行强调。

3. 案例情景外延拓学——升华和内化情感

经过学习，学生掌握了一定的知识和技能，再通过不同的案例情景运用所学知识让学生的知识技能内化。同时，通过教师的引导和激励，使学生情感内化。我们还通过疫情防控期间因为呼吸支持的仪器设备紧缺，不同国家针对高龄老人的抢救治疗截然不同的现象，引导学生对社会主义制度的优越性进行讨论，培养学生的家国情怀。

4. 课后社会服务检验强学——延伸和转化情感

在完成课堂案例教学后，学生掌握了专业知识和专业技能。通过课后反思、作业拓展、社会实践等方法将所学知识运用于实践，鼓励学生力所能及地参与社区防疫抗疫工作，从最简单的体温监测到居家隔离病人的治疗护理，达到情感的延伸和转化。

三、实施成效和反思

从每一次课后作业的反思到专业知识考试和操作技能的训练结果，可以看出，这样的教学改革成效是明显的。首先，学生对课程教学的满意度明显提升。从学生的课后反思中可以看出，学生对护理专业的认同感不断增加。学生操作中能很好地体现“技术 + 人文”的职业情怀。学生通过课前自学、课中研讨和课后拓展，对线上教学模式从懵懂到熟悉。抗疫素材的收集学习和分享研讨，培养了学生探究学习和合作学习等方法。通过案例教学和情感教学，学生重视健康生活方式的养成，对祖国的热爱、对护理职业的认同感和自豪感也增强了。

课程思政不是“课程 + 思政”，而应该合二为一。要从学生的角度去设计教学活动，让学生发现而不是简单地让学生接受。从情感维度选择案例、设计问题、引发思考才能实现“三维”教学目标。基于案例的情感教学模式，案例问题导学——诱发情感共鸣、案例问题解决辨学明学——陶冶情感、案例问题外延拓学——内化和升华情感、社会服务强学——延伸和转化情感，四个环节的教学设计符合学生的心理变化，实现了课程知识学习、技能训练和情感态度转变三者的融合。通过教学设计，课堂教学的每一个知识点都能和具体的案例有机融合。在教学过程中，学生不仅学到了新的知识，更从情感上接受了护士这个职业，培养了学生的职业自豪感和使命感。

参考文献

[1] 陈玲 . 融入生命教育的案例教学法在内科护理教学中的应用 . 中华护理育，2013（10）：155–157.

[2] 郭建，郑康 . 高校思想政治理论课案例教学模式研究 [J]. 河北经贸大学学报：综合版，2019, 19(1):5.

[3] 李陈，曲大维，孟卫军 . 案例教学法在专业课“课程思政”中的应用 . 宁波教育学院学报，2019，21（4）：1–4.

[4] 卢家楣 . 论情感教学模式，教育研究，2006,27（12）：55–60.

[5] 邹宝林，应燕萍，杨丽，等 . 基于案例教学的护理管理学课程思政建设的探讨，智慧健康，2020（5）：22–23，28.

战“疫”给我们上了最好的一课——护士的职业使命和素养

——“急危重症护理”的第一次课

一、案例综述

“急危重症护理”教学内容包括：敬佑生命——认识急危重症护理、救在身边——院前急救、生死时速——急诊科救护、仁心仁术——ICH 监护和大爱无疆——灾难救护。该课程在第四学期开课，敬佑生命——认识急危重症护理是本课程的第一次课，授课时间 2 小时，授课对象为护理专业学生，授课形式为“智慧职教云课堂 + 腾讯课堂直播”。

二、案例描述

（一）问题导入——诱发情感共鸣

提出问题“武汉疫情暴发以来，大家都会关注疫情播报，在这些数据中你最关注哪一组数据？为什么”，让学生讨论。教师根据讨论结果总结：大家最关注每日新增案例数，因为该数据意味着疫情发展的蔓延速度和防控程度。同时，大家也很关注重症病例数和死亡数。

那么影响患者转归的因素有哪些？

对轻症患者而言，自身抵抗力和免疫力起到关键作用。那怎样才能提高机体免疫力呢？健康的生活方式——均衡饮食、充足睡眠、适当运动、心情愉悦。

重症病人的预后取决于医疗救治和护理水平。三分治疗七分护理，护理人员在危重症病人的救治中发挥着重要作用。在支援湖北的医护人员中，护士占了70%。任务最重的是ICU护士，因为危重症病人多。由于肺部纤维化导致严重低氧血症，病人需要呼吸支持。无创、有创通气都是ICU护士要掌握的专业技能，也是本课程要学习的内容。

（二）案例呈现——陶冶情感

急危重症护理的服务对象是各类急性病、急性创伤、慢性病急性发作及危重病人，重症新型冠状病毒感染病人就是我们的服务对象，下面通过案例来学习。

1. 救在身边——院前急救

春节临近，在武汉工作的人们踏上了回乡的路。新冠疫情的暴发让大家措手不及。

从武汉回家的赵先生出现了发热干咳、头昏无力等症状。他想着要就医，可是他一想到隔离，一想到别人的眼光，就犹豫了。在家吃了感冒药，一周后症状加重，他出现呼吸费力、胸闷难受等症状，他爱人拨打了急救电话。如果你是救护中心值班人员，请问这时你要做什么？

此时，教师结合新型冠状病毒感染的知识，讲解院前急救的工作模式和工作内容。

急救中心医护人员做好自我防护，10分钟后赶到病人家中，发现赵先生病情危重，呼吸困难，发绀明显，随后出现了心跳停止，这时该怎么办？

此时，教师结合案例学习急救生命链的相关内容。在实施心肺复苏和其他抢救措施后，病人恢复了自主心跳和呼吸，随后将其搬运到救护车送往医院。在救护车上，医护人员要做些什么？组织学生讨论总结运送途中的救护内容。

明确院前急救的概念和特点后，引导学生思考怎样才能实现救在身边。鼓励学生参与救护知识、技能的普及，提高其责任感和使命感。

2. 生死时速——急诊科救护

急诊科医护人员在接到120电话后做好了准备。病人送到后马上进入抢救区开放静脉通道用药，气管插管维持气道通畅，呼吸机进行呼吸支持，多功能监护仪严密监测病情。同时做好辅助检查，用分子生物学技术检测新冠病毒核酸呈阳性，CT发现双肺呈多发磨玻璃影。

根据案例分析急诊科救护的工作流程和特点，提出新冠病毒的传播途径为飞沫、接触和气溶胶传播。那医护人员怎么做好自我防护?

3. 仁心仁术——ICU监护

根据病人的流行病史、临床表现和病原学检查，诊断其为危重症型新冠肺炎，将其收住负压ICU病房。其间病人出现了多脏器功能衰竭，在对症治疗的基础上积极防治并发症、器官功能支持。病人接受有创机械通气、俯卧位通气、循环支持、激素治疗后病情逐步好转，目前仍在医院治疗。

通过案例学习ICU的概念、组织模式、设备要求和素质要求。

重症新型冠状病毒感染病人神志清醒但不能自主呼吸，心情焦虑，在做好各项生活护理和治疗的同时，我们应该关注什么?用图片告诉学生优质护理的内涵是娴熟的护理操作+准确及时的病情观察、判断与分析+心灵关爱与沟通。引导学生关注病人的心理支持。

（三）案例拓展——内化和升华情感

疫情发生后，我国统筹各方面力量，形成了全面动员、全面部署、全面防控的战略格局。我们每一个人都是“战役”中的一员。作为学生，要养成良好的卫生习惯，不传谣不信谣，做一个负责任的公民。通过看短片《逆行的天使》进行爱国主义教育。

在这场新冠疫情防控阻击战中，数万名医务工作者以“去留肝胆两昆仑”“不破楼兰终不还”的大无畏精神，闻令而动，临危不惧，奋战在各抗疫防疫一线。他们是抗疫战场上的勇士，是人民心中的英雄，是我们学习的楷模。这些人中有我们熟悉的师长，外科护理教师蔡丹丹，急危重症护理教师陈岚、曹敏、潘利飞都坚守在医院的隔离病房。在支援湖北的医护人员中有我们的学长方仙女、吕玉芳、陈彩、胡巧俏、陈爱芬、傅月美等，她们为了工作剃掉了头发，可是我觉得她们好美。这是她们最美的模样，这才是最美青春的模样。以此引导学生思考什么是美。

（四）案例总结——延伸和转化情感

通过回顾总结“急危重症护理”的概念、研究范畴、学科特点和素质要求，鼓励同学们认真学习，坚定信心。布置课后作业，强化巩固教学重难点。再次学习抗疫相关的视频，达到情感从课堂向课外的延伸，实现从思想到行动的转化。

三、案例解析

1. 思路与理念

（1）理念：课程思政的关键在于思政元素和教学内容的融合统一。思政是一个“随风潜入夜、润物细无声”的过程。在教学中要引导学生思考每一个事实蕴含的思想，用科学理论培养人、正确思想引导人、主流价值教育人，以立足内化于心、外化于行的教育标准进行教学设计。

（2）思路：利用案例把专业小课堂同社会大课堂贯通，运用案例教学和情感教学模式，从问题导入——诱发情感共鸣、案例呈现——陶冶情感、案例拓展——内化和升华情感、案例总结——延伸和转化情感的思路进行教学活动设计。

2. 设计与实施

教学设计与实施见下表。

教学设计与实施

<table>
<tr><th>教学环节</th><th>教学活动</th><th>课程内容</th><th>思政元素融入点</th></tr>
<tr><td>问题导入——诱发情感共鸣
用疫情将教学和学生的日常生活相联系，诱发情感共鸣</td><td>1. 讨论和思考
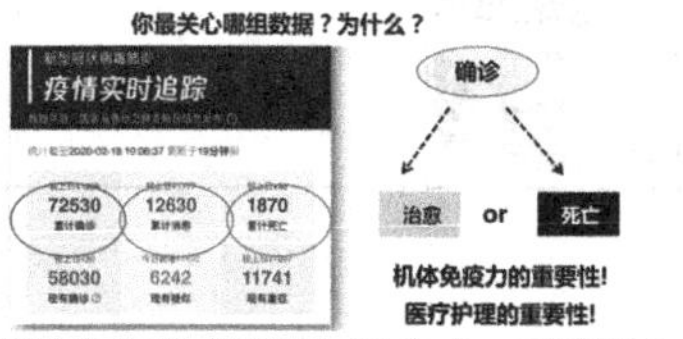

2. 引导学生养成健康生活方式，同时导入上课主题——急危重症病人的急救和护理</td><td>面对每天的疫情播报，你最关注的是什么数据？为什么？
决定轻症病人结局的主要因素是什么？
决定重症病人结局的主要因素是什么？</td><td>倡导健康生活方式</td></tr>
</table>

续表

<table>
<tr><th>教学环节</th><th>教学活动</th><th>课程内容</th><th>思政元素融入点</th></tr>
<tr><td rowspan="3">案例呈现——陶冶情感，模拟案例发展，将教学内容与防疫抗疫内容融合，步步深入，引导学生思考
用案例阐述救治流程
在讲述教学内容的同时，结合公民的责任意识、医护人员的职业意识、护理的内涵，实现情感的陶冶</td><td>1. 模拟案例场景，开展线上研讨
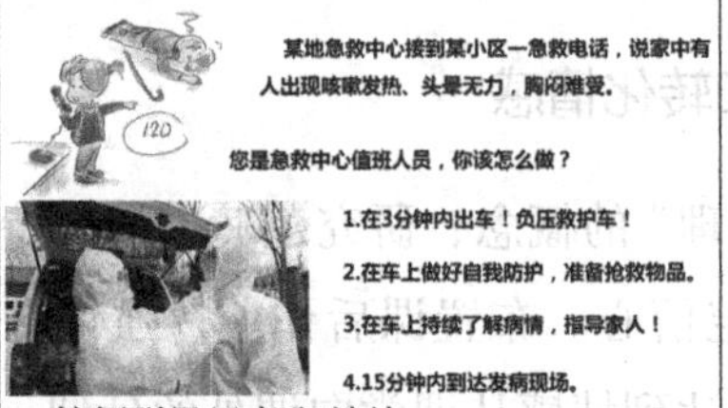

2. 教师引导思考和总结</td><td>1. 救在身边——院前急救
①院前急救的概念、内容和特点
②新型冠状病毒感染的自我、家庭和社区防护知识</td><td>疫情防控是一场保卫战、阻击战、歼灭战，是一场全民战，强调责任意识。作为一名护理学生，要力所能及地进行医学知识和技能的传播和普及</td></tr>
<tr><td>1. 用案例发展引入第二部分教学内容
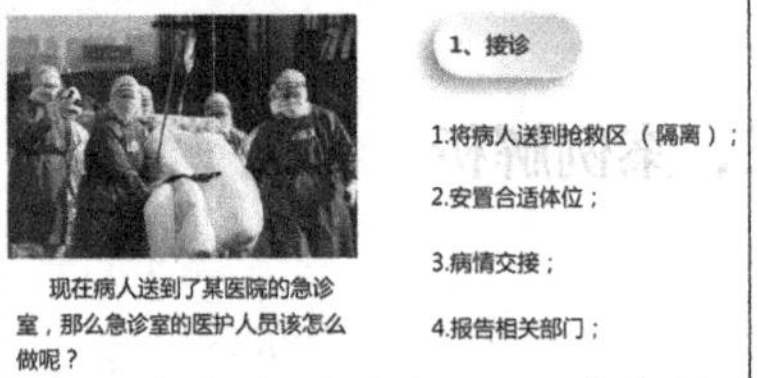

2. 用图片展示医护人员一线工作场景，引导学生思考“护理”的职业担当和职业内涵
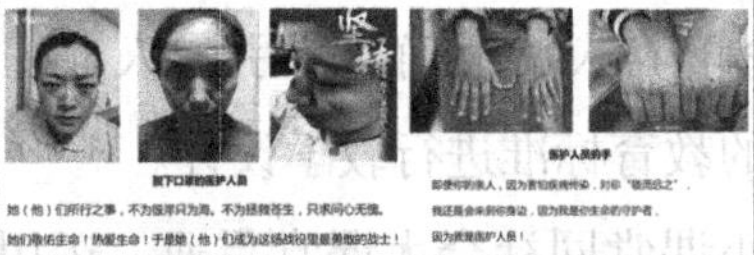</td><td>2. 生死时速——急诊科救护
①急诊科救护的工作内容、流程
②针对新冠病毒传播途径的隔离手段和方法</td><td>护理是一个心中有爱，肩上有责的职业。</td></tr>
<tr><td>1. 用案例发展引入ICU监护的教学内容
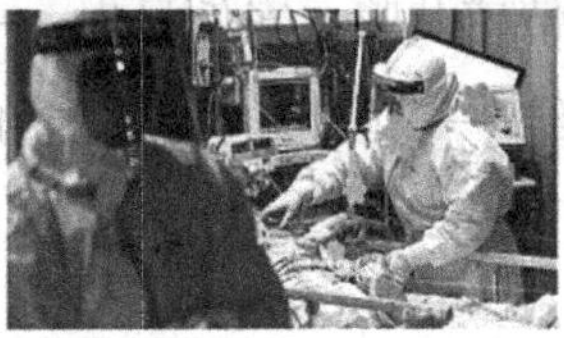
该病人在急诊室气管插管、使用人工呼吸机转入ICU病房。
2. 危重症病人随时都有生命危险，组织讨论ICU护士的工作内容和素质要求。用钟南山院士对护士的评价引出护理的另一个核心——关爱
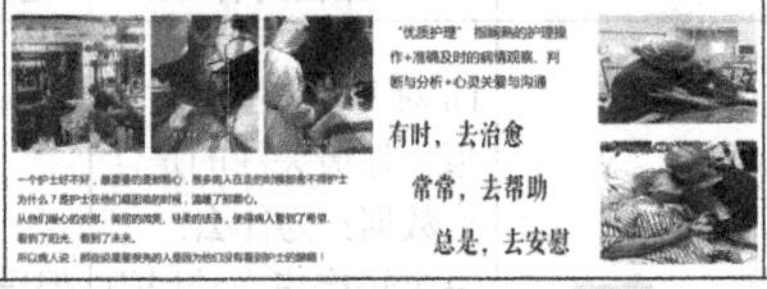
</td><td>3. 仁心仁术——ICU监护
①ICU的概念、设置、要求
②新型冠状病毒感染病人及家属心理支持的重要性</td><td>护理不仅要有娴熟的护理操作、准确及时的病情观察判断，也要关爱病人，有较强的沟通能力</td></tr>
</table>

续表

教学环节	教学活动	课程内容	思政元素融入点
案例拓展——内化和升华情感，用视频《逆行的天使》阐述灾难救护系统的组成和分工，用教师和学长的事迹阐释护理专业的职业之道、职业之美，达到情感内化和升华	1. 从案例引出灾难救护的概念，用视频和图片冲击学生的心灵，引起思考 **四、大爱无疆— 灾难救护** 如果只是几例新冠肺炎，那只是一个疾病，但现在有成千上万这样的病例，造成严重的人员伤亡、经济损失，其破坏力超过发生地区所能承受的限度，不得不向该地区意外的地区求援时，这就成为了灾难。 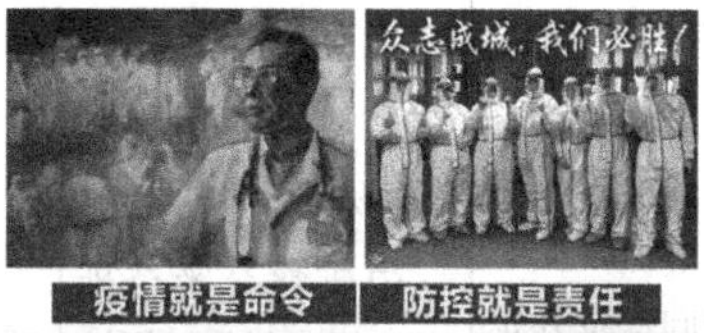 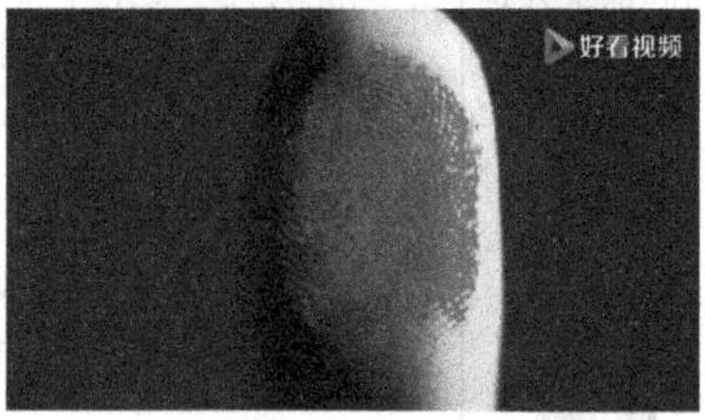 视频：逆行的天使 坚定信心 同舟共济 科学防治 精准施策 **奋斗的青春才是最美的青春！** 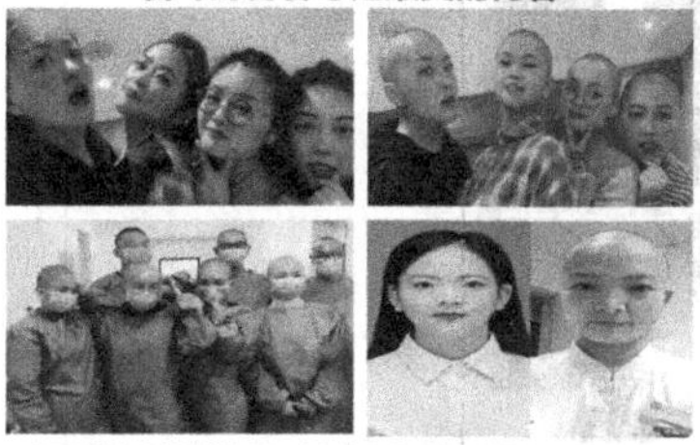 真正的美来自绽放的心灵、内在的自信！真正的美来自执着的坚守、知识的光芒！真正的美是在逆境中微笑着拥抱生活！真正的美是眼中承载着明天的希望！ **今天学好本领，明天你们也能上战场！** 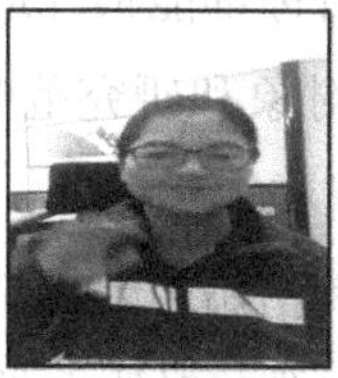 视频：来自武汉的师姐寄语	4. 大爱无疆——灾难救护 ①灾难、重大突发公共卫生事件的概念 ②灾难救护系统的组织和分工	①“敬佑生命、救死扶伤、甘于奉献、大爱无疆”的职业之道 ②奋斗的青春、努力拼搏的青春才是最美的青春 ③疫情告诉大家，要担当起民族复兴的使命和时代责任 ④奋斗的青春里不能缺少过硬的本领，要用专业本领回应时代挑战，担当时代使命

续表

教学环节	教学活动	课程内容	思政元素融入点
案例总结——延伸和转化情感，总结教学内容，阐明教学目标，布置课后作业	1. 回顾案例的救治流程，总结教学重点和难点 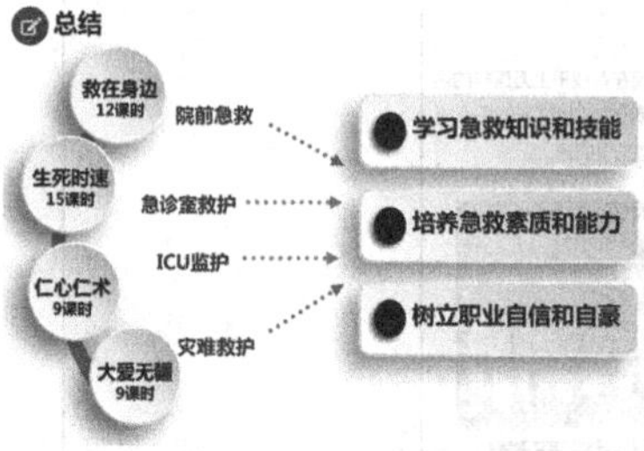 2. 通过作业将学习从课堂内向课堂外延伸，将情感从思想向行动转化 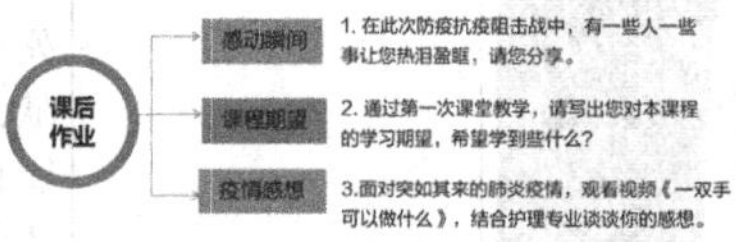 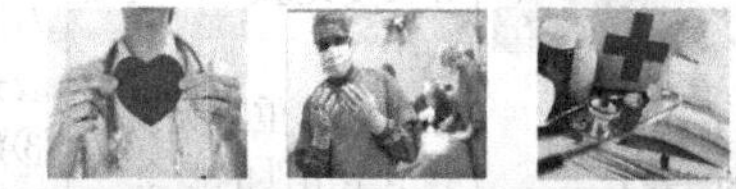 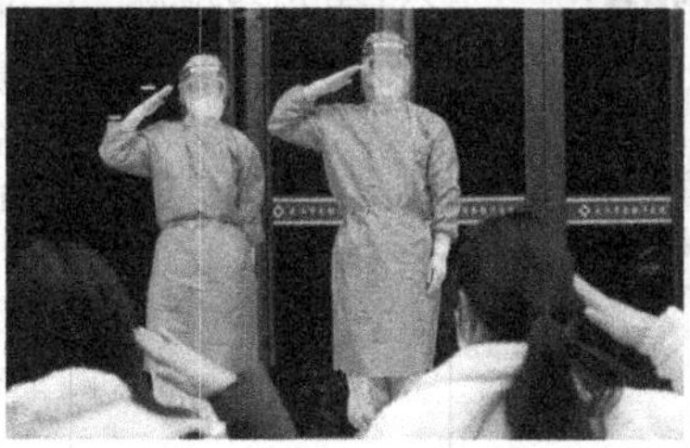 努力学习，坚定信心，终有一天我将成为您！	“急危重症护理”是一门研究各类急性病、急性创伤、慢性病急性发作及危重病人抢救与护理的跨学科综合性应用学科。它以挽救病人生命、提高抢救成功率、促进病人康复、减少伤残率、提高生命质量为目标	目前我们的重点是认真学习，健康生活，坚定信心。这样，终有一天你也能和他们一样成为英雄

3. 实效与经验

（1）实效：本次课堂的“三维”教学目标都能很好地实现。①知识与能力维度，学生能阐述急危重症护理的服务对象和研究范畴，能总结院前急救、急诊科救护、ICU 监护和灾难救护的特点和工作内容，同时通过案例学习能陈述并实施新型冠状病毒感染的防控隔离措施；②过程与方法维度，学生通过课前自学、课中讨论研讨和课后拓展作业，对线上教学从懵懂初探到熟悉适用，同时通过抗疫素材的收集学习和分享研讨，掌握了探究学习和合作学习等方法；③情感和态度维度，通过案例学习，学生不仅重视健康的生活方式，也激发了其对祖国的热爱、对护理职业的认同感和自豪感。

从课后反馈看，学生对此次课堂教学的满意度为100%，对课程的学习热情高涨，对护理职业的认识更深刻，认同感更高，并且也更热爱祖国。

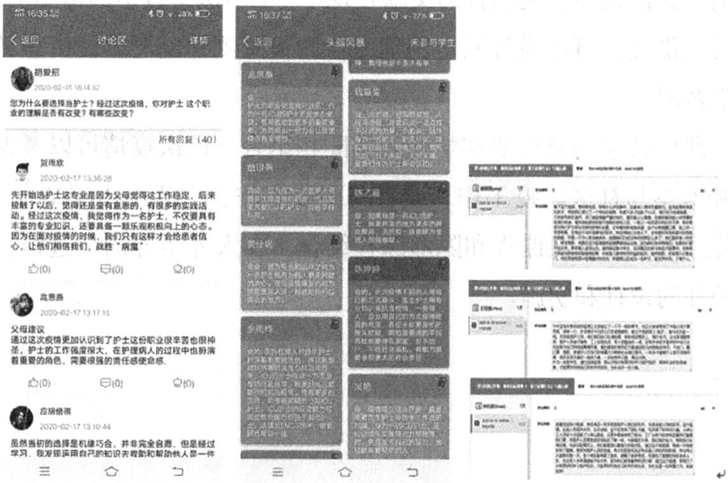

（2）经验：课程思政绝对不是课程+思政，而应该合二为一。要从学生的角度去设计教学活动，让学生发现而不是让学生接受，从情感维度选择案例，设计问题、引发思考才能实现三维教学目标。

四、案例反思

1. 创新之处

（1）引入基于案例的情感教学模式，问题导入——诱发情感共鸣、案例呈现——陶冶情感、案例拓展——内化和升华情感、案例总结——延伸和转化情感，四个环节的教学设计符合学生的心理变化，实现了课程知识学习、防疫抗疫知识拓展和情感态度转变三者的融合。

（2）教学方法上，认知环路和情感环路相辅相成、同频共振。通过前期的素材收集和案例的教学化改造，实现了课堂教学的每一个知识点都能和此次抗疫的相关素材有机融合。在教学过程中学生不仅学到了新的知识，也从情感上接受了护士的职业阐释，培养了学生的职业自豪感和使命感。

2. 改进措施

（1）此次教学在课程内容与思政元素的融合设计上比较合适，但在教学评价上仍存在模糊性。我们查阅文献发现了“中学课堂教学的情感测评问卷”下一步可以借鉴，可以设计属于护理专业的情感测评问卷，使情感教学的评价更科学客观。

（2）课后教学的延伸要和学生的实际相结合。此次疫情可以考虑让学生力所能及地参与社区防疫工作，或者与团委工作、党建工作相结合，用“三全”育人的理念将显性课程和隐形课程结合，在人才培养的全过程、全方位实施系统性的设计和实施。

医护类课程思政的实施路径和方法

老师能在教学中自然地融入做人的道理和做事的逻辑，也就是我们所说的“立德树人”，其实就是一种课程思政。那时的思政是自发的、零碎的、不成系统的，更多取决于教师的个人认知和素养。当课程思政被提到了前所未有的高度之后，老师们做了很多的“说思政、读思政、贴思政”，可能把好好的一堂专业课上成了不伦不类的课。本文对课程思政从背景到内涵进行解读，对医护类职业教育中融入课程思政的路径和方法等进行论述。

一、课程思政的实施背景

从发展历程看，课程思政缘于全国高校思想政治工作会议。它伴随着立德树人根本任务的深化拓展，逐步在实践探索中完成其基本理论建构，促使我国高等教育面貌发生了变化。

2016 年，全国高校思想政治工作会议召开，对于如何做好高校思想政治工作，落实立德树人根本任务，习近平总书记强调，“要用好课堂教学这个主渠道，思想政治理论课要坚持在改进中加强，提升思想政治教育亲和力和针对性，满足学生成长发展需求和期待，其他各门课都要守好一段渠、种好责任田，使各类课程与思想政治理论课同向同行，形成协同效应。”[①] 这一重要论述，便成为高校做好思想政治工作、落实立德树人根本任务的重要实践

① 习近平. 习近平谈治国理政（第二卷）. 北京：外文出版社：378.

方向，有关课程思政的主体、地位、作用、内容、特征、功能等基本理论问题得以厘清。

2018年，习近平总书记在北京大学师生座谈会上指出，“培养社会主义建设者和接班人，是我们党的教育方针，是我国各级各类学校的共同使命。”①“要把立德树人的成效作为检验学校一切工作的根本标准。”②“要把立德树人内化到大学建设和管理各领域、各方面、各环节，做到以树人为核心，以立德为根本。”③“要引导教师把教书育人和自我修养结合起来，做到以德立身、以德立学、以德施教。”④这些重要论述，是对“全面贯彻党的教育方针，落实立德树人根本任务”的再动员、再细化、再部署，为正在实践中探索推进的课程思政建设提供了重要依据，注入了强大活力，促进课程思政的认识不断深化。

“要努力构建德智体美劳全面培养的教育体系，形成更高水平的人才培养体系。要把立德树人融入思想道德教育、文化知识教育、社会实践教育各环节，贯穿基础教育、职业教育、高等教育各领域，学科体系、教学体系、教材体系、管理体系要围绕这个目标来设计，教师要围绕这个目标来教，学生要围绕这个目标来学。凡是不利于实现这个目标的做法都要坚决改过来。”⑤这些重要论述，为从高等教育制度层面认识课程思政，提供了坚实的理论依据。

二、什么样的课程思政才是理想的课程思政

我认为理想的课程思政就是在正常的专业教学中有一些的情景和活动，让学生们能够有感而发，甚至有泪可落。

所以，理想的课程思政首先要让学生能自然接受，认为它就是课程的一

① 习近平.在北京大学师生座谈会上的讲话.北京：人民出版社，2018：5.
② 习近平.在北京大学师生座谈会上的讲话.北京：人民出版社，2018：7.
③ 习近平.在北京大学师生座谈会上的讲话.北京：人民出版社，2018：7.
④ 习近平.在北京大学师生座谈会上的讲话.北京：人民出版社，2018：9.
⑤ 中共中央党史和文献研究院.十九大以来重要文献选编（上）.北京：中央文献出版社.

部分。思政是专业教学内容的延伸，不要生硬地植入。其次，理想的课程思政能够引起学生的情感共鸣，很多时候老师和学生因为年龄不同、成长背景不同，对同一事件的观点也不同，我们的思政是要让学生产生情感共鸣，所以在教学中一定要基于学情分析进行内容选择、活动设计。曾有这样一个案例，老师在课堂中说到旧社会人民生活在水深火热中，只能吃窝窝头。结果学生在下面说，他们真幸福每天都能吃上窝窝头。结果自然就是南辕北辙了。最后，理想的课程思政能够有效促进学生对课程知识的理解、掌握、拓展与深化，思政是催化剂，虽然微量但却控制着整个化学反应的进程和速率。就像盐溶于汤中，量少却决定汤的味道。

三、课程思政的实施要素

在我看来，决定课程思政效果的主要有三方面，其中教师情怀决定课程思政的温度、教学设计决定课程思政的深度、课程资源决定课程思政的广度。

课程思政成效的关键和前提是教师素质。打造一支政治过硬、品行高尚、用心传道、热爱教学的教师团队是立德树人、提高教学质量的头等大事。

（一）做一个有情怀的老师

教师要在课程教学过程中，结合专业特点，将社会主义核心价值观的基本内涵、主要内容等有机、有意、有效地融入专业教学过程，做到专业教学和核心价值观教育相融共进，引导学生做社会主义核心价值观的坚定信仰者、积极传播者、模范践行者。

教师是人类灵魂的工程师，承担着神圣使命。传道者自己首先要明道、信道。高校教师要坚持教育者先受教育，努力成为先进思想文化的传播者、党执政的坚定支持者，更好担起学生健康成长指导者和引路人的责任。[①] 要

① 习近平. 习近平谈治国理政（第二卷）. 北京：外文出版社：379.

以德立身、以德立学、以德施教，为学生点亮理想的灯、照亮前行的路。教师应坚持正确的政治方向，要“坚持教书和育人相统一，坚持言传和身教相统一，坚持潜心问道和关注社会相统一，坚持学术自由和学术规范相统一”，坚守“学术研究无禁区，课堂讲授有纪律”的规矩，不在课堂上传播违反中华人民共和国宪法，违背党的路线、方针、政策的内容或言论，使课堂成为弘扬主旋律、传播正能量的主阵地。

伦理教育是对未来从业人员进行的应遵守的人与人之间的道德准则和职业行为规范的教育活动。教师要针对不同专业学生，在传授不同专业知识的过程中，将不同专业的职业伦理操守和职业道德教育融为一体，给予其正确的价值取向引导，以此提升其思想道德素质及情商。

（二）有效的教学设计

不同老师授课时的专业内容、学生不一样，其课程思政的教学设计也不一样。但在信息化时代的今天，我们都认同的是，课程思政实施应该贯穿课前、课中和课后，要课内课外结合，线上线下结合，校内校外结合。在教学过程中根据教学内容实现多路径融入课程思政，职业教育以培养技术技能型人才为目标，以理实一体和实训课为主。我个人认为实训课是思政元素承载量最大、项目最多、频率最高的课程。

（三）课程思政的资源建设

课程思政资源和课程资源是不同的两个概念。课程资源的建设是基于知识点和技能点的建设，课程思政资源是围绕着思政内涵进行建设的。我校在专业集群发展的背景下从信仰、文化、榜样和践行四个方面进行了课程思政资源建设。

信仰模块通过讲述专业人物故事，激发学生爱国情怀和专业认同感。通过学习习近平总书记的给青年人的回信、寄语等内容，突出对青年学生理想、信念、价值观的引领。文化模块以卫生职教领域特色、地域文化、历史为主要内容。该模块主要包括学校、医院、地方特色的卫生相关文化发展和历史沿革、文化理念、护理相关学科或技术的发展、南丁格尔精神、抗疫精神、大医精诚、医者仁心等医德医风的内容。榜样模块主要包括南丁格尔奖章获得者、时代先锋、行业楷模、人民英雄、各地好医生、好护士、十佳护士、先进护士、学生先进等人物风采，凸显人物所展现的职业精神。践行模块以专业实践中的思政教育元素为主要内容，展现职业岗位中的核心能力和素质以及人文修养，如担当、责任、奉献、慎独、关爱、尊重生命、敬业、生命至上、健康至上、创新精神、人文关怀等。

有了思政资源后，老师就可以根据教学内容选择合适的思政案例，提高课程思政的有效性和针对性。

四、“急危重症护理”的课程思政实践

（一）课程思政的育人策略

以“敬佑生命、救死扶伤、甘于奉献、大爱无疆”的医护职业精神为核心，根据护理专业学生的职业认知、共情力和同理心有待提升等学情分析，以急危重症护理知识与技能习得为主线，构建课程思政育人策略。

1. 聚焦信念、文化、素养方面的课程思政内容

围绕课程教学内容，关注学生心理感受、体验、感悟和行为表现，进行理想、价值观引领，使其尊重生命，训练临床急救工作态度、思维，规范操作。

目前课程的教学目标有两种。一种是专业学习的结果性目标，也就是一次课学生能达到的知识技能目标。我们在描述时要求行为动词明确、可测量、可评价。比如：学生能在5分钟内完成现场心肺复苏的操作过程，学生能复述心搏骤停病人的临床表现等。另一种是情感态度、价值层面的体验性目标。这种目标描述学生学习后应有的心理感受、体验和行为改变；采用的行为动词往往是体验式、过程性，无须结果化。这种目标可以分为：①初步的经历感受水平，指独立从事或合作参与相关活动，建立感性认识等，这个阶段我们使用的动词是经历、感受、参与、尝试、寻找、讨论、交流、合

作、分享、参观、考察、接触、体验等。②中等反应认同水平，指在经历基础上表达感受、态度和价值判断并做出相应的反应。这个阶段我们使用的动词有遵守、认可、认同、接受、承认、同意、愿意、反对、拒绝、欣赏、称赞、喜欢、讨厌、关心、关注、重视、采纳、支持、尊重、珍惜、克服、帮助等。③较高领悟内化水平，指具有相对稳定的态度，表现出持续的行为，具有个性化的价值观念等。这个阶段我们使用的动词包括形成、养成、具有、热爱、树立、建立、坚持、保持、确立、追求等。从这些词我们可以发现，思政目标不是一次课就能实现的，需要学生在培养过程中有系统性设计，课程教学中不断强化，最终才能达到。

比如在“急危重症护理”教学中，培养学生树立时间就是生命的急救理念和急救行为是很重要的，因此在教学中设立了这样的思政目标：

第一次课：通过讨论学生能感受到时间在危重症病人救治中的重要性；

第二次课：通过实验学生能感受到时间就是生命的紧迫感；

第三、四次课：通过模拟人的限时反馈，学生能认同时间就是生命的急救理念；

第 x 次课：通过情景模拟综合演练，学生能树立时间就是生命的急救意识；

实习：通过顶岗实习学生能养成时间就是生命的急救行为。

2. 以案例、问题、任务作为思政培养载体

聚焦学生人生选择、职业理想个人发展、国家需要使命担当、责任意识，选择教学案例，让专业知识和思政元素通过案例自然融合，在教学中通过教师的引导实现思政目标。因此我们建设了思政素材库和案例库。在线上线下混合式教学的今天，如何串接课前“导与想”、课中“悟与炼”、课后“思与用”三阶段是每一位老师都要思考的问题。课前通过案例推送以问题和任务引导的方式让学生自我思考；课中通过多形式的教学活动，让学生在做中学、做中思、做中悟；课后以学生志愿者服务为抓手，通过各种社会服务达到用中提、用中思，通过内化于心、外化于行，实现知识学习有理想、技能训练有情操的思政目标。

3. 营造“亲近、走近、走进”的思政育人环境

传承我校护理“上善若水 仁心相护”的专业文化，通过“专业教学的第一课”让学生“亲近仁护”，通过“仿真实训的模拟课堂”让学生“走近仁护”，通过“临床实践的床边课堂”让学生“走进仁护”，并实施基于“仁心指数”的过程性、综合性和增值性评价。

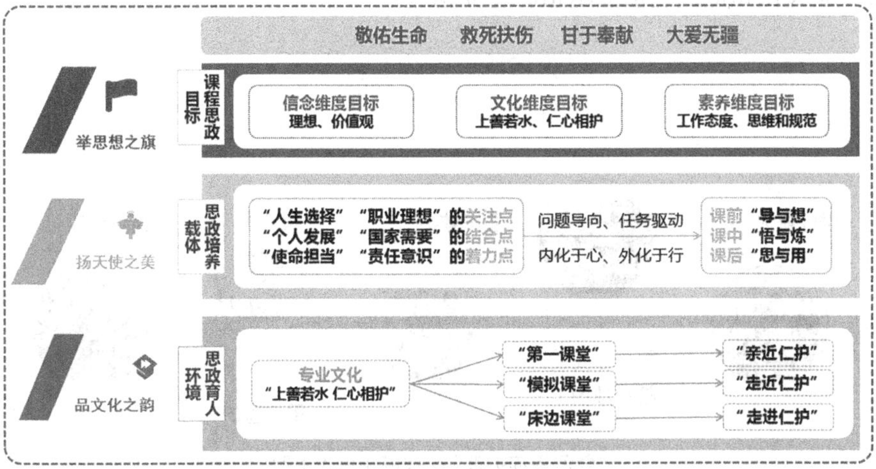

“急危重症护理”课程思政育人策略

（二）案例“三化”、活动“三段”、情感“五环”的课程思政实施路径

以学生为中心，以案例为载体承载思政元素，以活动为手段实施思政融入，以情感为纽带实现思政目标，探索形成了案例“三化、活动“三段”、情感“五环”的课程思政建设模式和实施路径。

1. 案例“三化”——思政元素的“因事而化”

（1）案例主题化：“急危重症护理”课程五个教学模块，分别为敬佑生命——急危重症护理范畴、救在身边——院前急救、生死时速——急诊救护、仁心仁术——重症监护和大爱无疆——灾难救护，每一个教学模块有一个确定的思政主题。急危重症护理范畴我们用敬佑生命作为主题，我们用救

护车的发展脉络来呈现危重症护理的发展历史，用抗疫期间的负压救护车作为案例融合国家发展、职业担当；院前急救的思政主题是救在身边，用大量的案例强调医护人员的使命担当、责任意识，强化因地制宜、灵活应变的急救思维；急诊救护以“生死时速”为主题，用案例突出医护人员技术要求和责任担当和团队合作；重症监护以“仁心仁术”主题，强化医者仁心、上善若水的专业文化和慎独、精益求精的专业精神。

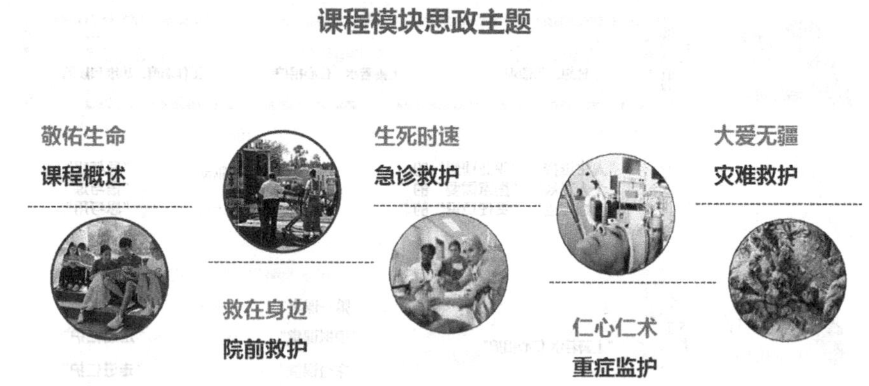

“急危重症护理”课程模块思政主题

（2）人物化：充分运用人物案例，彰显护理课程中人的意义。传递职业使命时借用榜样，凸显责任担当时列举身边人，渗透医者仁心时关注弱势群体，强化人文关怀时模拟“病人是你”。2020 年新冠疫情暴发，课程将社会之需和学生之需相结合，把教学内容与“战疫”案例结合，让案例中每一个人物都有鲜明的思政意义。如用“医生带 87 岁病人看落日”的案例，引导学生充分理解医护人员的职业内涵，体悟平凡微光中的医者仁心。

（3）问题化：通过案例层层设疑，从案例的专业问题引申到价值、素养层面的争议问题；指向教学目标的重点问题；提升思维能力和情感转化的拓展问题；面对实际工作情景的两难问题等，让学生从自我思考到辨析感悟、到解决问题再到情感内化。

2. 活动“三段”——教学过程的“顺势而为”

（1）课前“导与想”：课前发布真实案例和引导性问题，组织学生线上讨论，开展“头脑风暴”，了解学生思想动态，评估学生知识、技能学习情况和情感倾向，为课堂教学设计提供依据。

（2）课中“思与练”：课中以问题为导向，以辩论、解析等活动层层推进案例显性思政元素的渗透；以任务为驱动，以角色扮演、情景模拟等环环相扣实现隐性思政元素在项目实训中的达成。

（3）课后“悟与用”：通过课后的作业和学生社团志愿活动，巩固知识技能，开展学习反思，在行动中实现内化于心，外化于行的思政目标。

3. 情感“五环”——学习行为的“因势利导”

（1）知识技能情感的同频互动：课程五大教学模块知识技能点的设计遵循从医院前到医院内，从简单到复杂，从单向到综合。情感态度领域采用“情感诱发—情感共鸣—情感激励—情感内化—情感转化”的情景教学模式，实现从职业兴趣到职业认同再到职业承诺的层层递进，全面渗透大爱无疆、家国情怀的主流思想。

（2）从情绪改变到情操形成的情感五环：思政育人要先引起学生外部情绪的变化，再通过系列教学活动最终达到学生内部情操的形成。我们设计了导学预练（情感诱发）—激学导练（情感共鸣）—明学演练（情感激励）—验学评练（情感内化）—强学拓练（情感转化）。让学生实现从经历、感受（职业兴趣）到反应、认同（职业认同），最后达到领悟、内化（职业情感）。

（三）实施关注“反思和个体成长”的评价

课程思政最难的是评价。前面我们已经分析过思政的目标并不是一次课程就能实现的。思是一个主观动词，不像我们的专业知识和技能可以通过试卷和操作考核进行评价。内化于心、外化于行，只有当学生外化于行后才能被别人感知。那么如何对学生内化于心进行评价呢？我认为思政评价首先是一种基于学生反思的评价，是关注学生个体成长的纵向评价，而不是横向比较的评价。目前，我们运用信息化教学平台，通过学习轨迹、学习活动和理论测试生成系统过程性数据；增值性评价关注学生的反思作业、心理感受和领悟，将学生参与疫情防控、应急救护志愿服务、制作疫情防控短视频及急救微课、开展科普宣教等作为评价指标，促进情感内化和行为改变。

反思什么？反思是自我警觉与修正、修炼的职业能力，这对学生的职业成才很重要。学生并不知道反思作业要写什么，因此我会引导学生针对课堂教学，课后进行反思，主要从以下几个方面进行。首先是技术性反思，包括操作的规范性、熟练性、有效性、时间掌控等；其次是人文性反思，指操作中对病人的关注、关怀和支持，对病人家属（模型）的安慰和支持等；第三是道德性反思，在学习和操作中，尤其是小组教学时有没有处理好各种利益相关性，有没有体现患者利益至上原则、团队成员之间是否互相尊重、互相支持，有没有体现良好的沟通协作等；最后是哲学性反思，医学是一门充满不确定性的科学，在医护康养服务中需要不断总结反思来规避工作中的思维陷阱，摆脱教条主义、证据主义，超越技术主义。这就需要老师进行引导和示范，尤其是哲学性反思，需要学生对职业有一定的认知和深层次的思考。

（四）探索、实施基于内容、方法、活动差异的课程思政

紧紧围绕“立德树人”的根本目标，在专业教学中探索基于内容、方法、活动差异的课程思政，以课堂形态的鲜活性来提升课程思政教学的实效性。专业教学是主体，自然融入课程思政。

1. 基于教学内容选择

围绕职业情怀和思政目标选择案例，在专业教学中开展主题研讨。如从案例中引申出“你看的是病还是人”的主题思辨，以辨引思，以思达明。

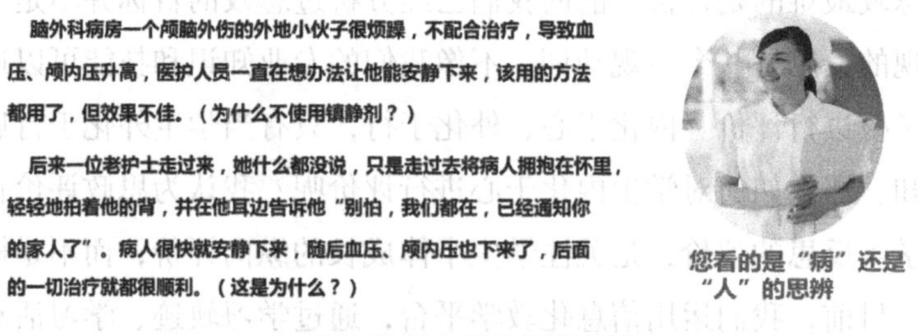
脑外科病房一个颅脑外伤的外地小伙子很烦躁，不配合治疗，导致血压、颅内压升高，医护人员一直在想办法让他能安静下来，该用的方法都用了，但效果不佳。（为什么不使用镇静剂？）
后来一位老护士走过来，她什么都没说，只是走过去将病人拥抱在怀里，轻轻地拍着他的背，并在他耳边告诉他“别怕，我们都在，已经通知你的家人了”。病人很快就安静下来，随后血压、颅内压也下来了，后面的一切治疗就都很顺利。（这是为什么？）
您看的是“病”还是“人”的思辨

基于教学内容选择思政案例

2. 基于教学方法设计

对案例问题进行辨析、解析、明晰，在学习专业知识的同时开展思政元素的观点辩论，以辨促思，以思达悟，内化于心；基于案例任务预练、导练、演练，通过情景模拟、角色扮演融合职业素养，开展职业“浸润”，以练引思，以思促变，外化于行。

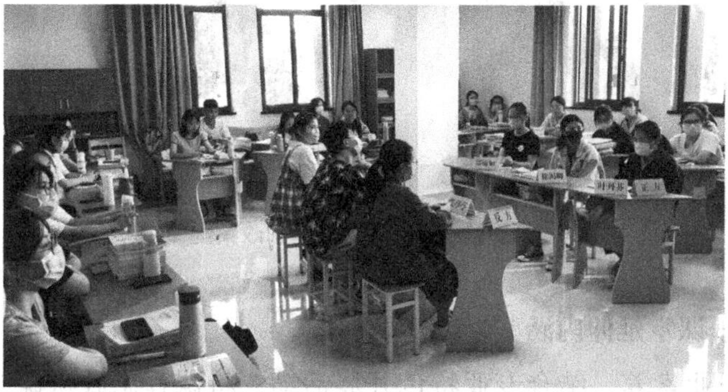

基于教学方法选择思政案例

3. 基于教学活动设计

在专业教学中，通过故事学榜样，利用信息化手段开展人物专访，传递正能量。疫情防控期间，通过抗疫一线学长学姐的现身寄语，以情感人，以情化人；结合专业教学内容、学生关注点引用社会热点，进行微课微视频展示、热点剖析。“带着危重老人看夕阳”“比星星还亮的是护士的眼睛”等都是热点话题，对话题进行剖析，以析明理，以理化人。

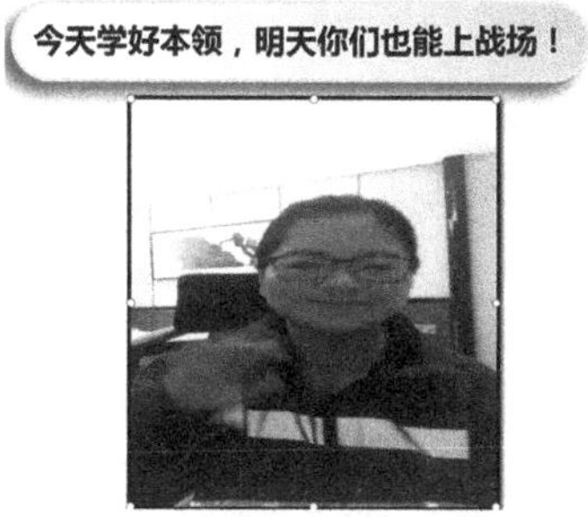

视频：来自武汉的师姐寄语

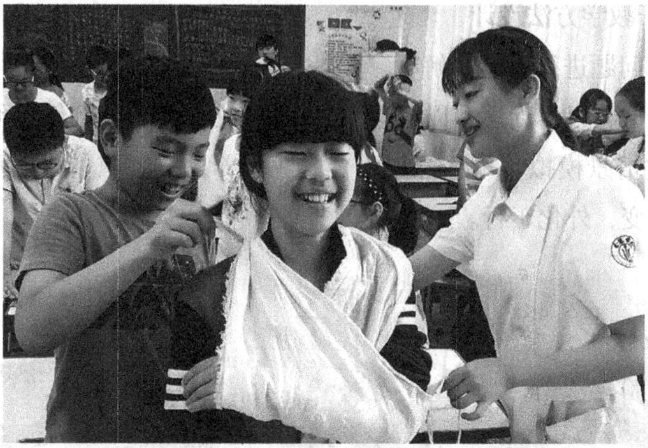

基于教学活动设计选择思政案例

4. 基于课堂延伸内涵

围绕职业素养，结合专业特色开展活动，将课程思政从课堂延伸到课后。通过组建养老服务、急救培训、母婴照护、健康咨询等服务队，开展各种社会服务、志愿者活动等，培养学生的专业职业素养和责任意识。

高职护理院校职业能力测评篇

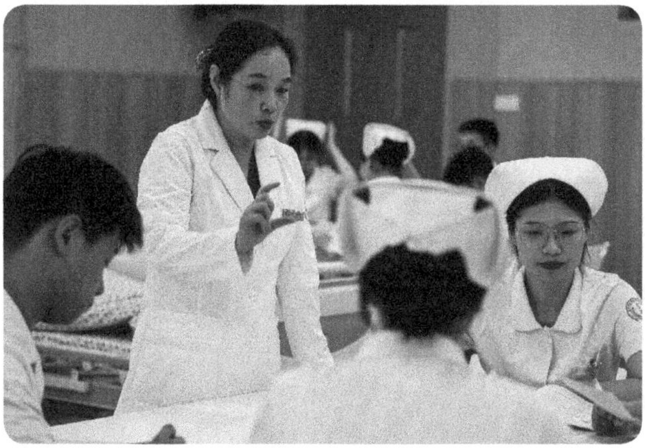

职业能力的概念和职业能力测评的现状

一、职业能力及其测评相关理论

（一）职业能力的概念

职业能力或综合职业能力，指在真实工作情景中整体化地解决综合性专业问题的能力，是人们从事一个或若干相近职业必备的本领。综合职业能力是在职业工作、社会和私人生活中，对个人和社会负责任行事的能力，是一个人在现代社会中生存生活、从事职业活动和实现全面发展的主观条件。职业教育的目标就是培养学生的职业能力，也就是说学生职业能力的测评能反映学校的职业教育质量。

（二）职业能力测评的意义

科学的职业能力测评，可以评估学生的职业能力和职业认同感的发展水平，从而对不同班级间的教学质量进行比较；可以获得人才培养质量的准确信息和重要参数，为各级政府制定政策提供依据；可以提高职业教育体系设计和教育质量控制水平，为建立能够迅速提醒决策者及时纠正任何不利趋势的质量保障机制奠定基础。

（三）职业能力测评的对象

职业能力测评的对象主要包括职业院校的毕业学生和刚入职的职场员工。

（四）职业能力测评的现状和趋势

目前，国内将学生就业率作为职业教育质量评价标准。但由于就业的概念模糊，就业率的统计效度、信度不高，就业率的影响因素广泛，很难统计对口就业的状况，难以统计学生的适应能力和工作满足程度。因此，就业率显然不能作为评价标准。

也有将职业资格证书作为教育质量的评价标准。但目前国内职业证书制度不完善，不同证书的技术含量差别很大，证书种类繁多，证书具有时效性和局限性，所以职业资格证书也不能作为评价标准。

还有学者提出将技能竞赛作为教学质量的标准。显而易见，技能竞赛不是大规模的教育测量，技能竞赛很难对学生的能力做出全面、科学的评价。技能大赛的方案设计自身需要完善，技能大赛有可能造成新的教育不公平。

目前有关职业教育质量监控的国际共识包括：通过外部评价，加强对学习产出的质量控制；关注学生和利益相关者的价值诉求（第四代评估理论）；不同教育发展阶段采用不同评估模式，分类评价；通过优劣势分析，加强对职业院校发展的评价，促使院校建立明确的质量保障体系和质量发展规划；提高管理人员的科学管理和领导能力；增强透明度，使每个员工都可以获得有关质量和工作绩效的信息等。

下面介绍产出导向的教育质量评估和学业成果质量监测两种评估方式的相关情况。

（1）产出导向的教育质量评估：教育的产出指学习的结果和成果，包括学习者的成绩、证书、能力发展水平和形成的价值观。产出导向的教育评估，是按照既定标准对教育的结果和影响进行判定，对教育机构的组织、程序和系统运行质量进行评价，在此基础上对整个教育过程进行优化和质量控制。产出导向教育质量监控的基本方法是对教育系统的发展进行纵向研究和横向比较。

（2）学业成果质量监测：学校内部的教学质量评估达不到大规模质量监控的信度和效度要求，无法借此进行校际和区域间比较。我们想要获得大量深入和有效的数据，又不想投入过多的经费和时间。若要开展大规模的技能测试，又无法解决成本高、评分者间信度低和试题效度低的技术难题，所以必须建立一个解释模型，对评估结果和人才培养模式之间的关系进行科学的分析。其关键就是评估工具的开发。

高考、技能竞赛与能力测评之间的区别

项目	高考	技能竞赛	能力测评
基本功能	选拔	激励、引导	鉴别、科学分析
成本投入	较大	很大	很小
学生参与度	很高	较低	灵活、可高可低
评价内容	全面	不全面，注重技能	较全面，注重潜力，但无法测量技能
命题与测评技术	科学，研究多	偶然性很强	国际职业教育研究热点
标准化程度	高	低	高，但需要控制
信度	高	低	高，但需要控制
效度	高	低	高，但需要控制
公平性	高	低	高

职业能力测评需要建立职业能力模型。职业能力模型是对职业能力的内容及其结构的系统化表述，它描述了学习者应具备的认知条件。在职业教育中，职业能力模型说明学习者要具备什么样的认知条件，才能完成职业的典型工作任务。

二、COMET 职业能力测评能力模型

COMET（职业能力与职业认同感测评项目）模型源于德国，该模型采用大规模能力诊断（large-scale diagnostics）方法，对职业院校的学生进行职业能力、职业承诺和职业认同感发展情况的测评，并且可以以此为依据对不同职业院校、不同地区的职业教育进行比较研究，为教学改革提供理论和实践的依据，是目前国际上较为认可的职业能力测评方式。

（一）COMET 职业能力测评模型的理论基础

COMET 职业能力测评模型的理论基础是被国际职业教育研究和实践广泛认同的。

1. 新职业主义教育理论

新职业主义教育发生于20世纪80年代，是职业技术教育的现代化和升级换代过程。其职责是确保接受职业教育的学生顺利完成学业，以及帮助学生实现有实际意义的就业。与老职业主义教育相比，新职业主义教育从3个层面对职业教育进行了整合：一是整合学术型与职业型学习；二是整合中等教育和中等后教育；三是整合教育和职场。在新的指导思想之下，学生的培养目标不再是机械性记忆，也不是针对某项工作进行培训，被动适应技术、企业和社会的发展，而是“工作过程导向”的教育。其目的是让学习者获得在未来职业领域中参与、设计以及个人发展的综合能力。

2. 情景学习理论

情景学习理论是20世纪90年代在西方兴起的一种新型的学习理论。该理论强调知识与情景之间的相互作用，认为知识与活动是不可分离的，活动不是学习与认知的辅助手段，而是学习整体中的一个有机组成部分，即学习者在情景中通过活动主动获取知识，因此学习与认知在本质上是情景性的。通过职业教育获得的职业知识，不同于普遍意义上的知识，是具有实践性的、需要在特定情景中完成相应工作任务才能获得的知识和技能，即工作过程知识。工作过程知识多数是无法像普遍意义上的知识一样通过传统的讲授掌握，也无法通过传统考试进行测评。

3. 职业成长规律理论

职业成长规律理论是20世纪80年代，美国德莱弗斯兄弟（Dreyfus）在研究了飞行员、司机等职业技能习得过程后提出的。该理论认为，技能的发展分为“新手—高级学徒—合格者—熟练者—专家”5个阶段。COMET项目研究者根据该理论，将职业成长过程分为新手、生手、熟手、能手和高手（专家）5个阶段。每个阶段对应相应难度的工作任务，完成某一阶段的工作任务就表明实现了某一阶段的培养目标并达到了相应的能力水平。

4. 行动导向学习理论

行动导向学习理论产生于苏联时代的社会学研究，20世纪70年代在德国职业教育研究中得到发展。该理论认为某一职业活动完整的行动过程分为明确任务、制订计划、做出决策、实施、检查和评价等连续的阶段。护理教育有其专业的特殊性，其职业活动的行动过程是护理评估—护理诊断—护理计划—护理实施—护理评价。

（二）COMET 职业能力测评模型的组成结构

COMET 职业能力测评模型是一个跨职业领域的三维能力结构模型，该模型包括“能力要求”“能力内容”和“行动”3 个维度。通过上述 3 个维度，职业能力模型可以满足跨职业领域的要求。

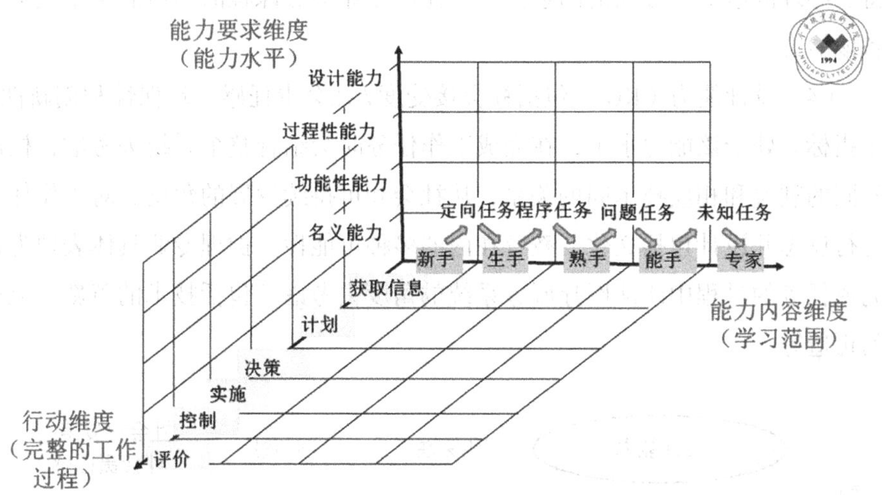

COMET 三维职业能力模型

1. 能力要求维度

职业能力要求维度即职业能力级别。COMET 模型分为 4 个能力级别。

（1）名义能力：职业能力级别的第一个层次。要求学生具备表面的、概念性的基础知识，但是这些基础知识还不足以用来指导实践行动。护理专业就具体表现为学生只能阐述一些概念和原理，一般指在学习专业基础课程阶段，对职业行动还没有体验。

（2）功能性能力（KF）：包括直观性 / 展示和功能性 2 个指标。即基本的、与情景无关的专业知识和相关的技能。此能力水平不要求理解知识、技能与实际工作之间的关系、意义。护理专业表现为学生开始学习专业课程，比如基础护理，在这个阶段学生学习各种操作技能，但这些技能还没有结合具体的病人和情景。

（3）过程性能力（KP）：包括使用价值导向、经济性、企业流程 / 经营过程和工作过程导向 3 个指标。处于该水平的职业能力，可以完成与企业的工作流程、工作情景密切相关的工作任务，具备职业的质量意识和工作过程知识。完成工作任务时要考虑到经济性、顾客导向和工作过程导向等多方面因素。体现在护理专业就是在完成任务时综合考虑病人的经济条件、社会支持、心理因素等多方面的因素。一般完成专业核心课程的学习后学生应该具备该能力。

（4）设计能力（KG）：包括社会接受度 / 社会责任感、环保性和创新性 3 个指标。处于该能力水平，在完成工作任务时会结合整个系统去考虑，权衡不同的利益和相应技术间的关系，从社会和可持续发展的角度，对工作任务进行反思并设计包括文化、教育在内的多种可能性。护理专业具体表现为在完成任务的过程中能从医疗服务系统的角度去考虑，包括技术的革新、流程的再造等。

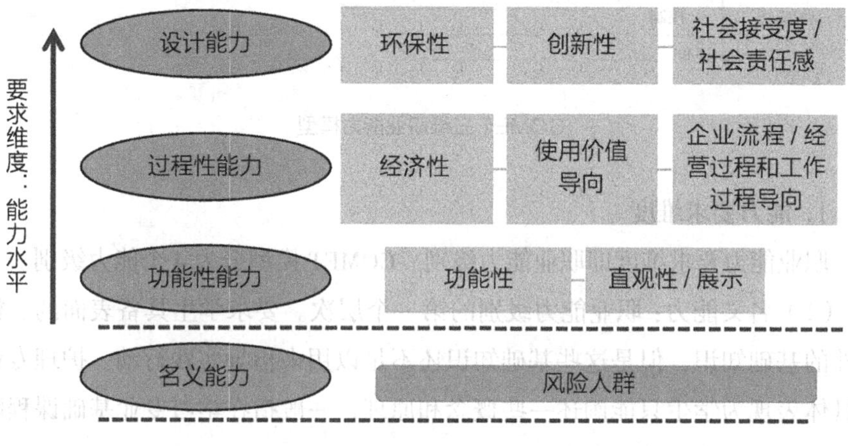

综合职业能力测评的维度（评价指标）

各维度具体每一个指标的含义如下：

（1）直观性/展示：在计划和准备阶段，技术工人提前设想出完成工作任务后的结果，将其记录下来并展示出来，让委托方能针对这一建议性方案提出意见并做出评价。形象而直观地展示任务解决方案是职业工作和职业学习的一个基本形式。技术工作通过语言或文字描述，利用图纸和草图，条理清晰、结构合理地向委托方展示完成工作任务后的结果，是工作交流必不可少的能力。护理专业就表现为针对病人存在的健康问题，学生能写出对应的操作。

（2）功能性：功能性是评价解决方案的关键性指标。功能性指标包括工具性的专业能力、与具体情景无关的专业知识和技能。解决方案满足任务要求、实现功能，是最基本、决定性的要求。护理专业就体现为在完成任务的过程中，学生能写出用到的具体工具、材料等。

（3）使用价值导向：职业行动、行动过程、工作过程和工作任务始终要以顾客为导向。因为顾客的利益代表工作成果的使用价值。使用价值导向指标也指特定工作情景下解决方案的使用价值的大小。护理专业表现为学生在完成任务过程中始终以病人为中心的理念，从病人的需求和具体情景设计解决方案。

（4）经济性：职业工作受到经济成本的影响。将解决方案放到整个工作环境中考察它的经济性，可以衡量一个专业人员解决实际问题的职业能力的高低。在工作中需要不断估算经济性并考虑各种成本因素。在对工作的经济性做出决策时，还必须考虑到未来可能产生的成本。决策时最重要的是权衡支出与收益之间的关系。护理专业体现为学生在解决问题、完成任务过程中充分考虑到病人的经济条件和方案的成本因素。

（5）企业流程/经营过程和工作过程导向：本指标针对企业的上下级结构以及生产（经营）流程的不同工作领域，特别是在自动化生产系统内、网络化管理和跨企业的生产过程中，这一指标具有十分特殊的意义。以企业生产（经营）流程为导向的解决方案会考虑与上下游过程之间的衔接，还会考虑跨越个人工作领域的部门之间的合作。护理专业表现为和多部门之间的交流合作、工作的流程设计等。

（6）社会接受度/社会责任感：本指标主要指人性化的工作设计与组织、

健康保护以及超越工作本身的社会因素。同时也考虑劳动安全、事故防范以及解决方案对社会环境造成的影响等。护理专业表现为符合国家医疗政策、行业法律法规等方面的规定。

（7）环保性：环保性是所有工作过程和生产流程中的一个重要指标。它不仅是指一般的环保意识，而且针对生产（经营）过程和生产结果提出的特定要求。同时还要考虑，解决方案多大程度上使用了对环境无害的材料，以及完成工作的计划多大程度上符合环保要求。解决方案中还要考虑节约能源和废物回收与再利用。护理专业指医疗物品的处理等方面环保。

（8）创新性：评价解决方案的一个重要指标。不同的职业对“创新性”指标的解释与评判不同。解决方案的创新性也体现在对问题情景的敏感性。在职业工作中，专家会对具有不寻常创新性的解决方案进行质疑。解决方案在满足创新性要求的同时要有助于目标的实现。护理专业就表现为完成任务过程中和交叉学科、边缘学科的渗透使用，提出新的思路和方法。

2. 能力内容维度

以职业成长规律理论为依据，德国学者劳耐尔等确认了与各个发展阶段相对应的职业典型工作任务（即4种学习范围）。

COMET 职业能力测评模型的能力内容结构维度

学习范围	学习核心	学习过程	学习任务	获得能力
职业入门教育	本职业的基本内容	新手—生手	定向任务	初步建立职业认同感
职业关联性教育	对工作系统、复杂设备、综合任务建立整体认识	生手—熟手	程序任务，有职业情景和一定难度的专业任务	培养反思习惯、合作能力，初步建立职业责任感
职业功能性教育	完成复杂的、非规律性任务，即相关功能性知识	熟手—能手	问题任务，如突发事件、问题诊断	综合运用理论知识和拓展知识，独立/合作完成任务，形成较高的职业责任感
知识系统化的专业教育	完成结果不可预见的工作任务	能手—专家	复杂突发事件的处理	没有文献供参考，自己确定情景问题、设计完整方案，对任务全权负责、关注任务相关的多个方面，具备较强的反思能力和创新能力

3. 职业行动维度

职业行动维度即完整的行动过程、完整的工作过程，分为明确任务、制订计划、做出决策、实施、检查（对实施过程中的质量进行控制）和评价共6个连续的阶段。护理专业有其特定的工作方法和流程，具体包括护理评估—护理诊断—护理计划—护理实施—护理评价，其内涵和COMET模型的职业行动维度基本一致。

（三）COMET职业能力测评模型的特色

1. 理论基础的先进性

COMET职业能力测评模型的理论基础均是20世纪70—90年代提出的新的教育理论。理论的内容涉及能力培养、能力发展、学习过程、学习方式等多个方面，体现了该模型对职业能力全面的、崭新的认识以及对职业能力评价的综合观点。

2. 跨界、跨区域的比较性

由于对职业能力理解不同、教育体制的差异，不同的国家、地区和职业学校会设定教学目标的不同，课程设置以及不同的课程内容、教学方法不同，加之采用的又是传统的考试方式，所以教学效果很难进行跨区域的比较。COMET职业能力测评模型建立了一个跨职业领域、跨地域的新模型。该模型采用规范化的开发流程、标准化的测评程序，实现了在不同的职业领域、不同类型的教育体制、不同的教学机构和不同国家之间，对学业成绩、教学效果进行比较。

3. 评价内容的全面性

传统职业能力测评方式，例如学校的毕业考试、职业资格考试等，通常只能对理论知识、单一的实践技术进行考察，且考试的答案固定，导致学生通过考前突击记忆的方式亦能获得良好的成绩。这种传统的考评方式，与真实的工作情景脱节，违背了职业成长规律，对职业能力的考察过于片面、单一。COMET职业能力测评模型采用标准化的评分表、8项能力指标，对职业能力从能力级别、能力内容和能力行动3个维度进行综合评价。另外，该模型同时评价了学习者的职业认同感、职业责任感等传统考评方式无法检测到的内容。

4. 测评方式的开放性

COMET 职业能力测评模型选用源于真实工作情景的开放式题目，答题时可参考多种相关资料。答案也不是以传统的标准答案加评分点式给出，而是采用“解题空间”的方式，给学生的回答以一定的自由度。评分者对每份试卷进行评价时，需要参考解题空间，认真阅读学生的答案，根据评分标准对不同的条目给予相应的等级评价。与传统的考察方式相比，这种完全开放式的考察方式不仅考察了学生知识的深度和广度，也考察了学生面对真实工作情景时应当“如何做”“为什么这样做”“这样做的远期效果、经济成本、环境保护”等多个方面。因此该测评方式的关注点不是考试的成绩，而是学生的思维过程、反思能力和知识的迁移过程。

COMET 职业能力测评模型是以先进的教育学理论为基础、跨职业领域的三维能力结构模型。该模型突破了传统的职业能力概念，以综合、全面的观点看待职业能力，使其具备跨地域、国家的比较优势。德国等国家在汽修、销售等领域的实证研究也证明，该模型具有实际应用价值和发展优势。

三、护理职业能力测评工具开发

（一）职业能力测评工具的内容

（1）综合测试题目：若干道开放性题目，难度相当，均源于真实的工作情景。题目使用前要经过心理测评技术的验证，并进行本土化和文化调试。

（2）背景情况问卷：主要用于收集影响职业发展的背景资料，包括 3 部分。一是被测学习者的个人情况，二是培训单位的特征以及相关情况，三是职业学校的特征。

（3）动机调查问卷：用于了解学生在解答测试题目时的投入情况。

（二）开放式综合测试题目开发

开放式综合测试题目是COMET测评方案的主要测试工具，它来源于职业的典型工作任务，且符合职业教育培养目标的要求。

1. 护理典型工作任务梳理

典型工作任务（professional tasks）是职业行动中的具体工作领域，也称职业行动领域。它是工作过程结构完整的综合性任务，反映了该职业典型的工作内容和工作方式。完成典型工作任务的过程能够促进从业者的职业能力发展，而且完成该任务的方式方法和结果多数是开放性的。典型工作任务来源于企业实践，是针对职业而言的，它与实际生产服务中出现频率最多的岗位工作任务不同。

从岗位工作任务到典型工作任务需要提炼总结知识和经验。我们了解到护理专业目前的主要就业岗位为各级医疗卫生单位的护理岗位、健康服务企业的服务人员。因此，我们找到这两个岗位的实践专家，召开实践专家访谈会。

实践专家访谈会流程

时间	任务	方法
14：00—14:30	介绍访谈会的目的和方法	讲解
14:30—15:30	实践专家陈述职业历程、职业发展阶段和发展性任务实例	一对一访谈
15:30—16:30	工作任务小组汇总	小组汇总
16:30—16:50	茶歇	
16:50—17:50	工作任务汇报与归类	集中汇报与归类
17:50—18:20	工作任务难易程度分析	难易程度排序
18:30	结束	

（1）一对一访谈阶段：围绕下面两张表格开展，一是实践专家工作情况表，二是实践专家职业发展阶段及发展性任务调查表。

实践专家工作情况表

<table>
<tr><td>姓名</td><td></td><td>工作单位</td><td></td><td>岗位及职务</td><td></td></tr>
<tr><td>毕业学校</td><td></td><td>毕业时间</td><td></td><td>工作年限</td><td></td></tr>
<tr><td>毕业专业</td><td colspan="2"></td><td>联系电话</td><td colspan="2"></td></tr>
<tr><td>通信地址</td><td colspan="5"></td></tr>
<tr><td colspan="6">工作经验</td></tr>
<tr><td colspan="2">时间</td><td colspan="2">工作单位</td><td colspan="2">岗位及职务</td></tr>
<tr><td colspan="2"></td><td colspan="2"></td><td colspan="2"></td></tr>
<tr><td colspan="2"></td><td colspan="2"></td><td colspan="2"></td></tr>
<tr><td colspan="2"></td><td colspan="2"></td><td colspan="2"></td></tr>
<tr><td colspan="2"></td><td colspan="2"></td><td colspan="2"></td></tr>
<tr><td colspan="2"></td><td colspan="2"></td><td colspan="2"></td></tr>
<tr><td colspan="2"></td><td colspan="2"></td><td colspan="2"></td></tr>
<tr><td colspan="2"></td><td colspan="2"></td><td colspan="2"></td></tr>
<tr><td colspan="2"></td><td colspan="2"></td><td colspan="2"></td></tr>
<tr><td colspan="2"></td><td colspan="2"></td><td colspan="2"></td></tr>
<tr><td colspan="2"></td><td colspan="2"></td><td colspan="2"></td></tr>
<tr><td colspan="2"></td><td colspan="2"></td><td colspan="2"></td></tr>
<tr><td colspan="2"></td><td colspan="2"></td><td colspan="2"></td></tr>
</table>

实践专家职业发展阶段及发展性任务调查表

<table>
<tr><td rowspan="9">每个阶段从事过的有代表性、挑战性、对能力提升发挥了关键作用的工作任务实例（案例性的发展性任务，3—4个）</td><td></td><td></td><td></td><td></td><td></td></tr>
<tr><td></td><td></td><td></td><td></td><td></td></tr>
<tr><td></td><td></td><td></td><td></td><td></td></tr>
<tr><td></td><td></td><td></td><td></td><td></td></tr>
<tr><td></td><td></td><td></td><td></td><td></td></tr>
<tr><td></td><td></td><td></td><td></td><td></td></tr>
<tr><td></td><td></td><td></td><td></td><td></td></tr>
<tr><td></td><td></td><td></td><td></td><td></td></tr>
<tr><td></td><td></td><td></td><td></td><td></td></tr>
<tr><td rowspan="6">请在个人职业发展实际过程基础上，提炼最重要的能力发展阶段（最多5个）</td><td></td><td></td><td></td><td></td><td></td></tr>
<tr><td></td><td></td><td></td><td></td><td></td></tr>
<tr><td></td><td></td><td></td><td></td><td></td></tr>
<tr><td></td><td></td><td></td><td></td><td></td></tr>
<tr><td></td><td></td><td></td><td></td><td></td></tr>
<tr><td></td><td></td><td></td><td></td><td></td></tr>
</table>

首先请实践专家描述个人职业发展实际过程；再请实践专家在个人职业发展实际过程基础上提炼出重要的职业能力发展阶段，最多5个；最后请实践专家列举出每个发展阶段实际从事过的、有代表性和挑战性的工作任务实例（发展性任务），一般每个阶段3～4个。

（2）小组汇总阶段：小组提炼典型工作任务，工作任务的数量控制在10～20个，不能太细化，也不能太综合。比如不能是口腔护理，也不能是基础护理。每个工作任务要有一个名称，名词+动词结构，能够让人们了解工作任务的内涵，比如“生活护理”。按照重要程度小组进行排序并编码，写在本组彩色卡片上，准备简要解释。

接下来研讨确定：①所有组员在各自职业历程中都从事过的工作任务；②只有个别组员从事过，但对职业有普遍意义的工作任务；③所有组员都未从事过，但对职业有代表性的工作任务；④所有组员都未从事过，但在不久将来会有需要的工作任务；⑤对照本专业人才培养目标，剔除个别与培养目标不符的工作任务。

（3）集中汇报与归类：首先A组介绍和描述他们的第一个工作任务A1，其他小组针对被介绍的工作任务提问，其他小组如有类似的工作任务就把它们和A1归在一起；B组介绍和描述他们的第一个工作任务（各小组轮流汇报）；以这样的程序进行，直到所有工作任务都介绍和讨论完。全面检查一遍工作任务的归类，如有必要进行更正，给同类工作起一个统一的名称，数量一般在10～20个。

（4）将提炼出的典型工作任务按从易到难的顺序排序，不同难度范围的工作任务具有不同的特征。第一难度范围：任务按既定的规则或程序处理即可；第二难度范围：任务可以利用规律系统化地完成，包含一些较小的专业难题；第三难度范围：任务完成需要更高的系统化，仅仅按照给定的原则行事是不行的，还需要一定的理论和经验；第四难度范围：任务没有样板解决方案，需要具备相当的解决新问题的经验。

典型工作任务难易程度排序表

请将提炼出的典型工作任务归入不同难度范围，并按从易到难的顺序排序。

第一难度范围：任务按既定的规则或程序处理即可；

第二难度范围：任务可以利用规律系统化地完成，包含一些较小的专业难题；

第三难度范围：任务完成需要更高的系统化，仅仅按照给定的原则行事是不行的，还需要一定的理论和经验；

第四难度范围：任务没有样板解决方案，需要具备相当的解决新问题的经验。

难度范围	序号	典型工作任务名称

通过前面的步骤，我们归纳出从“规培护士—合格护士—骨干护士—专科护士—护理专家”的职业能力发展阶段。

学生毕业后1～3年的护理典型工作任务可以归纳为以下八个方面：①护患沟通；②生活护理；③心理护理；④疾病照护；⑤康复护理；⑥应急处置；⑦健康促进；⑧伦理思辨。

2. 开发综合测试题目

（1）遴选涵盖目前该专业主要就业岗位的实践专家，理解护理典型工作任务的概念和内涵：从医院、社区卫生服务中心和医养结合中心遴选护理人员，年纪在30～45岁，一般为临床科室护士长，而不是护理部主任，职称为中级及以上。组织实践专家就护理典型工作任务进行培训学习，大家都能准确无误地理解典型工作任务内涵，并达成一致。

（2）组织进行职业能力测评的相关培训：从职业能力的概念、职业能力测评的工具和方法、COMET模型的建立、测评维度和指标的建立等进行系统培训，能理解所有评价维度的内涵和分值的确定标准。

（3）根据实践专家的岗位和特长，分领域撰写综合测试题目：实践专家结合岗位工作任务，撰写综合测试题目，并给出参考答案，完成后上交给专业指导委员会专家。专业指导委员会从题目和答案的科学性、合理性和可行性等方面进行评估，提出修改意见。修改后再次评估通过后方可提交综合测试题。

尽管我们归纳总结了8个方面的典型工作任务，但从临床实践看，真实任务一般都是综合性任务，只是以某一个维度的任务为主，因此我们开发了基于护理人员典型岗位工作任务的52套题目。其中医院模块26题、社区（机构）模块10题，家庭模块16题，每一个题目都有其重点任务和其他任务，考查学生的综合职业能力。下面是医院模块的任务模板和参考答案。

护理专业学生职业能力测评题目

健康促进

情景描述

63岁的王××，大学文化，家住沈阳，平时喜欢吸烟喝酒。退休前为某单位办公室主任，体检曾显示血压增高，精神紧张，情绪激动或劳累后感头晕、头痛，因工作忙而未予重视。退休后身体渐渐发胖，体重增加较快，为了减轻体重，不敢多吃，并于晚饭后跑步1个多小时。今年入秋后，经常感到眼花、耳鸣、乏力、注意力不集中等。测得血压偏高，上、下午血压变化很大，有时收缩压达到170mmHg。他父亲因高血压中风死亡，因此他非常害怕。他情绪也容易激动，经常会因家里的小事会和老伴发生口角，老伴陪同去医院检查，被诊断为高血压病。医生告知其需要长期治疗，尽可能地预防并发症。带着疑问，王××和老伴来到社区希望得到帮助。

王××育有1子，在国外成家定居，难得回家团聚。家里经济条件尚好，对健康有较高需求。

任务要求

你是负责接待王××的社区服务中心护士，请确定王××需要的护理内容并制订健康教育计划，解释措施依据，以便在你休息时其他人也能替代你工作。

制订计划时应考虑直观性、功能性/专业正确的答案、持久性、效率/

经济性、工作过程导向、社会与环境责任感、家庭/社会文化背景和创造性要求。

参考材料

回答上述问题时可以使用所有的常见资料，如教学用书和工作手册、网络、个人笔记等。

解题空间

标准1：直观性

①答案表述易于理解。

②答案表述逻辑清晰。

③答案表述形象生动。

④答案表述正确运用专业术语。

⑤答案涉及的健康指导内容完整。

标准2：功能性

答案包括对现状的评估（如王××欠缺高血压病及并发症防治的相关知识等）。

①答案包括血压控制情况。

②答案表述高血压病及并发症的临床表现。

③答案包含影响病人的健康教育的主要因素。

④答案从专业角度做出了要点说明（血压、血脂、尿常规、血液生化、心电图和眼底指标监测，休息、运动、心理和饮食、生活方式等干预，用药和并发症的监测，老伴成员对健康、疾病认知）。

⑤答案包含诊治发展的新理念、新成果（如高血压病治疗新理念、新方法等）。

⑥答案考虑了健康教育的影响因素（如考虑患者、家属、邻居的认知）。

⑦答案描述的方案与患者的患病程度相对应。

标准3：持久性

①答案的目标是一个长期的、相对稳定的血压改善方案和良好的生活质量。

②答案考虑并发症的防范（如防情绪激动、防便秘，防跌倒，防体位性低血压，若有异常或出现其他身体异常时及时就诊）。

③答案中自我监测手法具体，有利于病人实施，如电子血压计的使用，定时、定肢体监测并记录血压。

④答案考虑到为病人介绍社区的高血压病专家，方便病人就诊。

⑤答案在持久性方面考虑到社会环境因素对疾病的影响（如考虑到王××的家属共同参与）。

标准4：经济性

①答案中的建议在时间上是合适的（如在社区医院就近治疗）。

②答案中的建议在人力配备上是合适的（如多数防治措施能让王××独立完成）。

③答案考虑了病人经济承受能力（如是否医保），后续多种花费（如药物、预防高血压病相关饮食、并发症的治疗费用等）。

④答案建议病人主动获取教育资讯，鼓励参加慢病防护知识讲座。

标准5：工作过程导向

①答案是否按评估、诊断、计划、实施、评价护理流程进行。

②答案是否考虑到本任务前后顺序，并陈述理由（如王××及老伴的现存或潜在的护理问题，找出首要问题并说明理由）。

③答案是否把必要的信息传达给所有的治疗参与方（如医生、王××、家属、营养师等）。

④答案是否考虑护士的职业界限，与其他医务人员的关系（如与家庭医生签约建档、提供上门医疗卫生服务或申请特殊门诊）。

标准6：社会与环境责任感

①答案在多大程度上考虑了人性化的工作与组织设计（如近期家庭访视或长期电话随访或门诊随访时间安排合适、合理饮食、运动治疗处方）。

②答案考虑到了卫生保护的相关规定，并陈述理由（医疗保险、社区服务、申请特殊门诊或其他政策性支持等）。

③答案考虑到劳动保护和事故防范的相关规定（如在患者家访时的安全问题等）。

④答案考虑到医疗垃圾的处理。

标准 7：家庭 / 社会文化背景

①答案考虑到患者的家庭背景（如文化程度高、儿子在国外就业能使用一些高科技手段进行父亲血压、心率等的远程监控）。

②答案注意到所在机构和社会的环境条件。

③答案关注到与任务相关的社会因素。

④答案在陈述答案理由时，分析了相关文化因素（如患者是高血压高发区、饮食文化等）。

⑤答案关注到社会与文化后果（健康需求大）。

标准 8：创新性

①答案包含超出问题解决空间的内容。

②提供了一个涉及其他并发症的答案。

③答案显示出了对问题的敏感性。

④充分利用了题目所提供的设计空间。

⑤提出了需要补充的资料。

3. 背景问卷的开发

背景问卷作为测试题目的补充，主要针对被测试者的个人特征、职业学校和企业实习实训情况特征。

背景问卷的内容

个人特征	职业学校	企业实习实训
社会经济背景	学校的基本情况	企业的一般特征
在校成绩水平和就业前学历	教学情景特征	企业实习的工作过程导向
接受职业教育动机	工作过程导向	企业内的实习情况

4. 测试动机调查

用学生测评动机问卷来了解参加测评学生的测试动机。问卷主要涉及完成开放式综合测评任务的时间、对测试任务的兴趣和认识，以及学生对非常重要的内容付出努力的程度。

参加测试监考的教师需要填写一份问卷，从中获取关于该班级被试的测试动机和工作氛围。除了评估被试班级在解答测试题目时的投入程度和确定有多少人拒绝参加测试外，监考教师还要说明学生是否提过问题、提问内容、提问数量，以及被试班级使用了哪些辅助工具、使用的频率如何等。

四、职业能力测评的过程和实施

（一）测评形式

根据学生的情况和测评目的，选择两道题目进行正式测评。测试题目为开放性试题，在答题时可以参考手册、专业书籍、课堂笔记以及网络资源等参考资料。为保证测试的准确性，要求学生必须独立作答，不可以相互讨论。每道题目的作答时间大约为 2 小时。

（二）测评对象

各学校相关专业的学生（以下简称考生）和企业员工。

（三）答题工具

测评前各学校应提醒考生携带如下答题工具：签字笔、圆珠笔或钢笔，作图铅笔、计算器、直尺、橡皮等。

（四）答题参考资料

测评前各学校应提醒考生可以携带如下参考资料进入考场：手册、专业书籍、课堂笔记等参考材料。

（五）测评地点（考场）

考场设置在符合一般考试要求的普通教室即可，若在能上网的机房也可。根据考生数量准备足够的答题纸（监考教师可另带一些 A4 纸备用或作为草稿纸），并备少量签字笔和作图用的铅笔、直尺、橡皮、铅笔刀等，以备部分考生未带充足；由于答题时间较长，尽量提供饮水。

（六）测试工具

测试工具包括综合测试任务卷和考场情况问卷。

其中，考生需填写两份试卷：综合测试任务 1 和 2，考生答题时间为每份综合测试任务卷 1 个小时。另外，考场情况问卷由监考教师填写。

综合测试任务卷根据题库可以包含数套题目，由监考教师随机发放给学生，学生每人完成两份。

（七）试卷回收

监考教师回收试卷时，须将综合测试任务卷及答题纸分别放回各试卷袋。监考教师须在每个试卷袋正面如实填写测评学校、试卷名称、考生实际参加人数、测评日期、监考教师姓名和联系方式等信息。

（八）监考教师

一般每一考场设一名监考教师，负责整个测试的程序执行、考场纪律、考生问题咨询、试卷发放与回收、姓名等基本信息和问卷题目填答的完整性等。

另外，监考教师还需对考试中出现的各种情况以及测评本身存在的问题进行记录和反馈，即在测评结束前的 30 分钟内填写“考场情况问卷”。

（九）测评时间安排

下面为测评时间安排示例。在保证不压缩考生做题时间的前提下，监考教师可以适当调整考试时间起止点。综合测试任务卷的答题时间为 2 小时。

考试时间安排示例

8:00—8:25

◆监考教师在黑板或白板上写明考试时间及对应考试任务。

◆引导考生入场。

8:25—8:55

◆学校老师对学生进行考前辅导，讲解测评任务特征、答题要求等。

（这个环节根据学校情况具体操作，时间可以调整）

8:55—9:00

◆监考教师随机发放试卷袋中综合测试任务卷。

◆强调考场纪律，发出考试时间开始指令。

◆提醒考生在答题纸上正确填写自己的学号、学校、测试任务卷卷号，并完整作答。

9:00—11:00

◆考生答综合测试任务卷，其间可以查阅所携带资料、上厕所，但不得将综合测试任务卷和学生动机调查问卷带出考场。

◆监考教师在考试结束前30分钟（10:30），根据考试实际情况填考场情况问卷。

11:00—11:10

◆监考教师宣布考试结束，回收综合测试任务卷和答题纸，检查考生是否正确填写学校、学号、测试任务卷卷号，试卷份数是否有缺漏。

◆将试卷按照学号从小到大的顺序放回测试袋中，在每个试卷袋正面填写试卷名称、测评学校、考生实际参加人数、测评日期、监考教师姓名和联系方式等。

◆宣布考生可以离场。

（十）评价方法

由经过统一培训的评分者进行评价。每道试题均由两个评分者共同评价。评分者间的一致性信度以FINN系数表示。

五、职业能力测评的结果分析和运用

（一）测试结果的呈现形式和分析

COMET能力测评模型的报告包括个人能力测试成绩雷达图、能力总分、各个能力水平的得分以及被测试者的最终能力水平。如下图，是某同学参加

COMET 职业能力测评模型的测试后的成绩雷达图。该同学的职业能力测评总分为 43.7 分，通过该图可以看出其中功能性能力（KF）为 19 分，过程性能力（KP）为 14 分，整体设计能力（KG）为 10.7 分，测试结果提示该同学达到的能力水平为过程性能力。

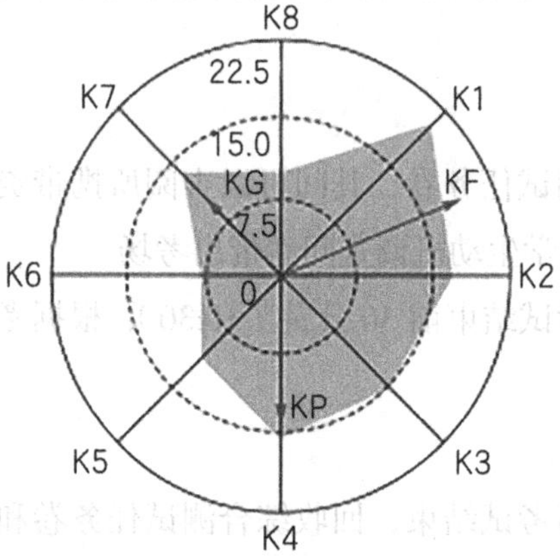

某同学 COMFT 职业能力测评模型测试成绩雷达图

COMET 模型还可以报告被测试者在读学校的学生的整体能力水平分布情况。如下图，是某学校接受某个试卷调查的学生能力水平分布情况，从图中可以看出，该学校参与测评（作答的均为 A 卷）的学生共 34 人，其中达到设计能力水平的占 20.6%，达到过程性能力水平的最多，占 38.2%，达到功能性能力水平的占 32.4%，8.8% 的学生处于名义性能力水平。

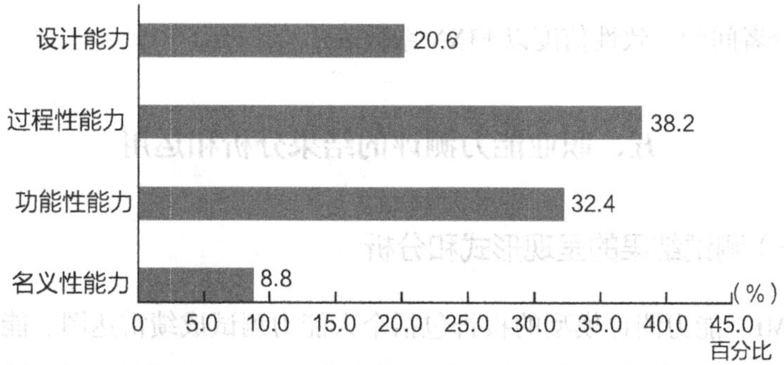

某学校接受 A 卷调查学生的能力水平分布情况（n=34）

（二）测试结果的运用

1. 用于不同院校相同专业的教学质量比较。

2. 用于学生职业能力水平测试，分析学生存在的主要问题，分析教学中存在的问题，改进教学策略，有针对性地提高教学质量。

注：职业能力测评的概念和流程等均引用了赵志群教授的《职业院校学生职业能力测评》。